推薦序

我所認識的楊博士的辨證施治精神

林子民 醫學博士（普照中醫診所院長）

民間經常流傳著「刮痧拔罐，病去一半」的說法，說明了民眾對於刮痧拔罐等傳統療法的肯定。拔罐治療雖然簡便易行，但是要如何做得好、做得到位，卻也是一門專精的學問。

「廣州中醫藥大學校友」是我和楊清顯醫學博士的初步連結，在陸續交流的過程當中，發現楊博士不但嫻熟中醫理論，同時也精研修練少林功夫，是少林寺佛光堂的台灣第四代傳人，也因此對於「氣」在人體的經絡循行有更深層次的感知。

在一次拜訪楊清顯博士的過程當中，看到一位專程從香港搭飛機來台灣找楊博士治病的患者，而楊博士採用的正好就是拔罐療法。他一邊治療，一邊細說是哪一條經絡的哪一個部位阻塞了，完全體現了辨證施治的精神，我想這就是楊博士為什麼能夠彰顯拔罐療效的主要

原因吧！

　　我有幸先睹了《神奇拔罐術：精準有效舒緩疼痛》的手稿，楊博士不但將自己行醫多年的拔罐治療心法化作文字而躍然紙上，還把各主要門派的關鍵學理和技巧融會說明於書中。同時，也注意到了圖文參照的助益學習特點，將臨床拔罐治療所記錄下來的幾萬張照片，精選附錄於相關的文字說明旁邊，讓讀者更容易領悟拔罐治療的辨證論治方法。不論你是保健養生的愛好者，或者是有運用到拔罐治療的按摩師、推拿師及中醫師，楊清顯醫學博士的《神奇拔罐術 - 精準有效舒緩疼痛》都是能夠讓你開拓治療思路並提高臨床療效的最佳選擇！

善待自己的身心靈，活得更加輕盈愉悅
辰亞御（表演工作者）

　　身體和心靈的連結一直是有所耳聞，像是一種都市傳說。直到遇到楊博士和師母，我才真的親身見識到了自己的思緒如何影響我的身體。

　　身上的疼痛很多時候是身體已經為我們承受了太多，並不只因為表面上發生的事件；還有那些在西醫系統查不出原因的病痛和說不出來的各種不舒暢的感覺，在我認識楊博士之後，我更加確信明白，所有的不適都

有原因也會有解方，而答案可能在任何地方。

　　楊博士和師母所在的身心靈完整書院就像是我的庇護所，每次來到這裡就感覺到被溫柔和慈悲環抱、在這個安全的地方我身心的呼救能得到治癒。期待楊博士著作的問世，讓有緣的讀者們學會更加善待自己的身心靈，活得更加輕盈愉悅！

自序

最有效找出酸痛原因的方法　　　　　楊清顯

　　現代人最常聽到、碰到的健康問題，大概就是身體酸痛不舒服的問題，然而世界上有中醫、西醫、傳統醫學或另類醫學等等各種醫學門派，也都在努力研究治療人類的酸痛問題。我這 30 幾年來，一直在研究這個問題，也致力於學習古今中外的各種醫學門派治療酸痛的療法，經過多年鑽研後我總結了一個方法，它能夠精準且快速有效地找出酸痛的原因，這就是——拔罐法。

　　雖然我經過了 30 幾年的研究與觀察，發現拔罐法是目前世界第一快速有效辨別酸痛原因的好方法，但是它還無法普及到全世界，而且很多人錯誤的使用這一項工具，也導致了許多人對其污名化。我也常常看到濫用拔罐而導致許多後遺症病症，最常見的就是肌肉組織纖維化。我們也常常看到外國的奧運選手使用這種方法治療酸痛，但是為其治療者都只是略懂皮毛而已，儘管隨便使用或者不正確使用的情況下也能夠產生很大的效果，可見拔罐術在治療酸痛上是多麼卓越，如果能夠正

確又精準的使用，將來勢必造福許多人類。

　　形成酸痛的原因有著眾多因素，如外邪，是來自外來的傷害，以及七情六慾等內在的傷害，還有經年累月下的過勞損傷，或姿勢不良與使用不當的傷害等等。

　　在這麼多的傷害當中，如何去辨別且找出導致傷害的原因，才是根本治療的第一步，如果沒有找到這些主因，大多數的治療頂多只是亂槍打鳥。

　　因為常常看到許多人在茫茫大海中追求各種治療的方法，而尋覓之中又把自己弄得更加遍體鱗傷或者衍生額外的副作用，最後導致身體更糟糕，最常見的就是導致須開刀或是換人工關節。這些都不是我們所樂意看到的，也都是可以預防的。

　　為了讓大家能夠快速且有效地去預防這些事情的發生，我從六年前便開始整理、收集資料，決定要出一本正確拔罐的書。

　　市面上拔罐的學說非常稀少，如何有效運用辨證論治的照片佐證，更是稀缺，因此我這幾年一直在整理這些資料與照片，同時尋找一些適合大家學習的方法，可以容易學習並容易辨別，讓大家都能夠簡單地預防身體惡化，將來也可以減少不必要的醫療資源浪費，避免吃藥的副作用。因此我把拔罐這項工作認為這是一種環保

醫學工程，也希望藉由推廣這本書來造福更多身體有酸痛的人。

夢想洗煉成信念：理論與實務間的千迴百轉　　唐惠君

你怎麼如此年輕就懂這麼多？你什麼科系畢業的？大學課程有教這些嗎？要學多久可以到你這程度？你學這麼多種不會錯亂嗎？

以上是我常常被問到的問題。

我小時候很喜歡看武俠片，對穴道經絡、通筋脈、武術、內功等一直有著滿滿的幻想，對身體舒緩或經絡按摩似乎也比其他人容易抓到訣竅，看到中醫及經絡的資料就會忍不住多看好幾眼。

雖然大學沒有如願讀中醫，但總有貴人圍繞的我，考進師範大學體育系，在體育系遇到持續引導我在學理及實務間，反覆思辨現象本質的老師。

從學士到碩博士的各面向訓練，在身體動作的發展及學習的學理看見個體的限制及機會，在腦神經活動、心理學、生理學、生化學、生物力學等理論瞭解生命能量的運作、轉化及潛能；接觸的對象從學齡前兒童、青

少年、追求身體卓越表現的健康個體，到身心有缺陷或失能者、高齡者、醫院安寧者、在家臨終者等，如此多元的機緣不斷引導我從問題及需求思考執行方案的可能性，這樣的學習歷程使我更具彈性地整合運用學到的理論、技能及方法。

　　儘管如此，在調理個案身體問題的過程偶爾會遇到瓶頸，為了能承載個案對我的信任，於是帶著諸多心中未解的疑點，幸運地找到楊清顯博士賢伉儷，與二位前輩學習宮廷御用推拿法，引領我更有效地應對不同身體問題，陪伴個案及其家人走過生病的苦痛。

目
錄

第一章

常見的
錯誤觀念

○

　　拔罐是一種能見度極高的民間療法，更是臺灣人日常生活的一部分，甚至許多按摩會館都有提供拔罐的服務。在我們每天的使用當中，許多人都是哪裡痛就拔哪裡，沒有探究拔罐的治療原理，導致這麼好的治療工具，卻在不當的使用下造成更深入或更長久的不適，實在讓我感到非常惋惜。

　　在這個章節，我分享幾個臨床上常見的錯誤觀念，讓大家可以對「拔罐」有更真切的理解。

錯誤觀念一：
拔罐的方法只有一種？

　　拔罐聽起來好像是過時的一個名詞，實際上它是近幾十年才流行起來的名稱。古代就已經有這樣的治療手法，但當時不是稱為「拔罐」，而是叫作「角法」，原因是當時拔罐通常使用的器具，不是現在常見的塑膠罐，而是使用牛角或羊角。不過在時代更迭、更新變化之下，拔罐器具開始出現非常多元的材質，如：陶器、

竹子等等,「角法」這個名詞慢慢變得無法涵蓋所有拔罐器具。

　　古代沒有現在的抽氣機可以使用,他們是利用點火後的真空效應來拔罐,在「角法」的稱呼出現侷限後,「拔火罐」變成較為常見的統稱。

　　根據拔罐的真空抽取技術不同,又演變出藥水罐和符籙罐兩種。一直到距今大約四十年前,隨著科技材料的進步,出現了透明的聚碳酸酯[註1]製成的罐子,再加上真空抽氣機,現代的拔罐於焉誕生。

　　這樣的新型工具除了容易使用、清潔以外,也造成現代拔罐的真空負壓,比以前的拔火罐負壓強上許多。也就是說,我們現在所看到的拔罐,跟古代的拔火罐是不一樣的,現代的療效,比以前的拔火罐,實際上有很大的差異。

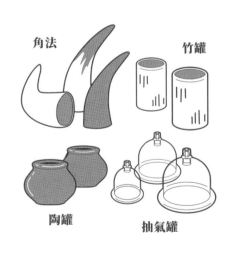

角法　　竹罐

陶罐　　抽氣罐

註1　又名 PC,是一種塑膠材料,透明度高且具韌性,耐溫性佳。

錯誤觀念二：
拔罐不用管位置，都一樣有效？

答案是不一定。

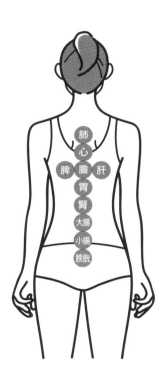

有時候同樣一個位置，但是手法、技巧、角度不同，拔罐後的效果就完全不一樣。針對同樣的部位，我們有可能是要調整肌肉，也有可能是為了調整筋膜，或是為了拔除裡面的舊傷，甚至是氣滯血瘀的毒素等等。

所以目的不一樣，拔罐的方法就不一樣，同樣都是拔罐，效果卻有相當大的不同。因此當我們需要拔罐治傷時，首先要由專業人士診斷，進而辨別癥狀，然後需要很多的技巧搭配診斷，適當運用手法與技巧，才能夠達到我們想要的：**釣出舊傷，排出氣滯血瘀，有效地達成排解酸痛或其他治療效果。**

錯誤觀念三：
拔罐是長輩、老人家的事情？

其實老人家比較不適合任意拔罐。

最適合拔罐的，其實是年輕氣盛的人。拔罐是運用自己體內的氣血，來治療身體的疾病。老人一般來說氣血比較虛弱，所以不太適合；同理，嬰幼兒也不適合。小朋友至少要六歲以上，才可以考慮拔罐。

現在臨床上常見許多年輕人，有些是身體累積的毒素過多，或者是運動時肌肉拉傷，這些內出血的內傷停留在體內，導致整體循環變差，就開始產生酸痛的毛病。如果是這類狀況，就非常適合運用拔罐的方法來治療。

⊘ 不 適 合 拔 罐 的 人

皮膚過敏　　　　生病時　　　　凝血異常
(皮膚有傷口、易過敏等)　(感冒發燒體虛期間)　(如血友病患者等)

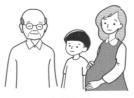

心血管病史　　　　　老弱婦幼
(有心臟病、心絞痛症狀者)　(老人、小孩、孕婦)

錯誤觀念四：
拔罐時間越長越好、越緊越好，且浮現皮膚瘀血、瘀塊才是有效？

拔罐是經由負壓帶出深層淤積的邪毒，並達到血液循環、提高免疫力、舒緩局部疼痛等功效。拔罐力主以最低的撕裂傷換取最高的療癒力，而時間上以五分鐘上下，適中的壓力以避免撕裂傷，搭配搖罐或是運動罐法等來減少相關副作用。

錯誤觀念五：
拔罐不夠科學，甚至過時了？

現在的拔罐機器十分先進，甚至可以加入電腦感應與自動化的控制。透過這些持續性的演進，連頭部有頭髮的地方都可以拔罐了（過去要頭部拔罐，都必須把頭髮剃光，才能進行）。拔罐的技術還在不斷進步當中，加諸其他身心靈產品的研發，未來可能還有其他項目，會結合到拔罐這門療法裡，讓效果更好，整體技術更精進。

一般坊間的西醫，對於拔罐的技術普遍非常陌生，在西醫的治療中，對於身體內出血所造成的酸痛或其他疾病，目前仍然是一籌莫展。許多內傷（內出血）所產

生的酸痛或疾病，目前還是只能依靠中醫的拔罐技術，才有辦法快速排除身體內部損傷。

所以說，拔罐的技術，非但不過時，而且可能很快就會成為未來醫學的重點！

錯誤觀念六：
拔罐不一定要專業人士操作？

由於經驗尚淺的人對於拔罐仍有許多錯誤觀念，為避免病還沒治好又產生新傷，拔罐極度推薦由專業人士進行。

我常常看到許多人被經驗不足的推拿師傅過度拔罐，或者是不當處置，反而導致傷害。不是破壞原本的肌肉纖維，導致肌肉纖維化的病變，就是過度破壞血管，讓血管變得老化、容易破裂。由於實在太常見到這些慘況，我不忍心放任不理，才動念要將我一路深入研究、親身實作超過三十種門派的學問，寫成書籍分享，讓想學習的人可以比照依循。也讓想認識拔罐或是嘗試拔罐的人，對這門流傳千年的療法有更進一步的理解。

⬤

　　回答完以上常見的疑問，你是不是也有種恍然大悟的感受呢？

　　當專業度不足的人操作拔罐，患者經常產生副作用或受到二次傷害。但是，其實想要增加專業一點也不難，只要受過十六個小時的拔罐訓練就可以。你也許會問，既然不是那麼難，為什麼還有這麼多專業度不足的操作人士呢？從我的角度來看，我認為是在一般坊間或學校裡，具備足夠專業性及全方位學理的老師，實在太少了。

　　因此，我才會選擇將我所知的所有內容，包含：拔罐優缺點、原理、處理方式、注意事項、禁忌等，集合整理成書籍，教大家如何有效率學習、釐清疑問。縱使不是專業拔罐的職業人士，也能善用這門療法，用正確的方式幫助自己身邊的人。

　　至於是否操作就能達到「良好的效果」？這除了讀書學習外，還需要有更多的實務訓練，透過中醫解剖學、肌肉解剖學、中醫診斷學、臨床辨證論治的學習操作，才有辦法真正變成一位治傷的高手。

第二章

拔罐的
原理、目的
與優點

○○

　　《本草綱目拾遺》云：「拔罐可治風寒頭痛及眩暈、風痺、腹痛等症」，可使「風寒盡出，不必服藥」。

　　拔罐最早始於 1973 年出土的帛書《五十二病方》，運用小獸角吸拔治病，至東晉時則改以牛角；隋唐時期時則以竹筒；宋元時期竹罐已完全代替了獸角；明朝時期多以竹罐為大宗；清朝時期出現陶土燒製而成的陶罐，從此發展出「火罐」一詞。

角法	竹罐
多以羊角或牛角吸拔穴位。	初以水煮的煮拔筒法為主，後發展為先將竹筒放置藥物中煮過再行吸拔的藥筒法。

陶罐	抽氣罐
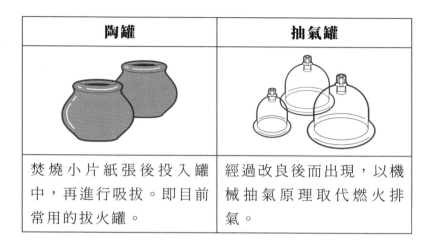	
焚燒小片紙張後投入罐中，再進行吸拔。即目前常用的拔火罐。	經過改良後而出現，以機械抽氣原理取代燃火排氣。

　　拔罐能流傳千年必有其為人稱道之處，因此在這個章節，我會逐一說明拔罐的原理、進行的目的以及眾多優點，讓大家進一步明白「拔罐」的益處。

● 拔罐的原理

　　拔罐通常以罐為工具，是藉由排去罐內的空氣，所產生的負壓可使罐子吸著在皮膚上，促使損傷的深層組織被調動至皮膚表面，包括血管、肌肉、筋骨、筋膜等，從而達到組織重建並修復的目的。

拔罐過程所產生的負壓作用，引起拔罐處的局部組織結構變化，使局部組織產生牽引拉力，進而達到放鬆、軟化及導正作用，讓氣血循環增強，並且有陰陽寒熱交換的作用，故若能善用拔罐，在治療身體時，能達事半功倍之效。

● 拔罐的目的與優點

藉由吸拔及熨刮皮膚，刺激經絡及穴位，可以達到調節陰陽、疏通經絡、祛瘀活血、行氣止痛、逐寒祛濕、拔毒瀉熱、促進受傷組織修復、矯正變形或錯位的肌筋膜等目的，除了緩解筋骨酸痛疲勞及損傷，尚有調整免疫功能、促進血液循環、增強臟腑機能等功用。

一、調節陰陽、疏通經絡

陰陽是中醫理論的基礎，意指正反、高低、強弱或搭配呈現的二元概念，在身心的呈現包括，氣與血、能量耗損與休養、肌肉收縮與放鬆的拮抗關係、理性與感性、情志的起伏等。根據黃帝內經，人體在正常的情況下，只要經常保持著陰陽平衡的狀態，就不易生病。

　　我們常因各種情緒及慾望，致使體內陰陽平衡的機制遭破壞，以及意外撞擊的跌撲損傷、身體過度疲勞損傷等因素引發經絡堵塞，就會導致體內各種能量運行失衡的病理變化，例如：過度燥熱、過度寒涼等。古代中醫依照其證候（疾病症狀）的屬性，運用拔罐調節陰陽盛衰，使身體陰陽平衡，進而經絡順暢，身體恢複正常的生理運作，疾病則自然消除。

　　運用經絡與臟腑連結的理論，選擇與臟腑相關的經絡，沿其路線進行拔罐，適時搭配運用提罐、滑罐等手法，能有效調整人體內臟運作效能，尤其對呼吸道、胃腸道、婦科、美容瘦身等亦有功效，如果能同時結合針灸、藥物等療法的效果會更好。

二、活血化瘀、行氣止痛

　　當人體肌肉、肌腱、韌帶、筋膜、骨骼等組織因身心失衡、疲勞過度或不當外力而損傷時，局部組織的微血管會因拉扯破裂而產生瘀血，瘀血堵塞將使經絡氣血流動不通暢，瘀血若不消散則疼痛不止。

　　運用拔罐使局部組織的血管擴張，增進血液循環，加速新陳代謝，使深層的瘀血及毒素加速排出體外，同時，使周邊組織細胞得到更多氧氣和養分，進而產生更

完整的修復作用。

　　除此之外，對局部組織的負壓刺激作用，不但可清除局部組織的瘀血，也可調節免疫系統，增強身體的免疫系統功能，提升抵抗力。所以經絡暢通，氣血即能順利運行，就能達到通則不痛的目的，這就是拔罐活血化瘀、行氣止痛的作用。

三、調筋整肌復位

　　當肌肉處於緊繃的狀態時，局部組織的血液量將會下降，致使組織缺血，因此肌肉更容易僵硬，透過拔罐產生的負壓吸引而牽動拉長肌肉、鬆開肌外膜及肌束膜等，直接緩解肌肉疲勞引起的酸痛。此外，局部組織也透過拔罐增加血液流量，提高局部組織的代謝，進而重新儲備所需的能量。

　　運用拔罐的手法，並結合使用推拿整復手法，可以矯正肌肉錯位或變形，也可以矯正筋膜骨膜擠壓、萎縮、拉扯等變形的症狀。

四、清熱消腫

　　中醫主張「熱則疾之」，熱意即發炎，身體長時間發炎則導致疾病。藉由拔罐的負壓吸拔作用，再進行放

血的外治方法，可以使身體深層的熱邪透達於體表，使肌肉紋理重整順暢，組織深層的濕氣、瘀熱、腫毒得以代謝並清除，達到清熱、排毒、消腫之目的。

五、扶正去邪

一般由痰濕所致的體表肌肉和經絡之硬塊及風證[註2]，可藉由拔罐治療，而有明顯的止痙散結效果。相應腧穴的皮膚位置在拔罐時會出現青、紫、充血的痕跡，使肌肉腠理得以開啟疏通，將滯於經絡、腧穴及相應組織、器官內之六淫，包括風、寒、暑、濕、燥、火，及痰、瘀、膿、毒等各種邪氣，可經由肌肉皮毛透達於外，使經絡氣血得以疏通，正氣扶強、邪氣去除，讓人精神百倍。

註2　為中醫名詞，當中「證」分成虛證和實證，然後底下又分六淫。風證為證名，是指外感風邪或臟腑陰陽氣血失調而致動風的證候，是外風證與內風證的統稱。

● 拔罐流程步驟

很多人會問拔罐適合處理什麼問題，我常常會這樣回答：我們生病是有一個 SOP 流程基本的步驟，當然也會有變化版的 VSOP 流程（變化流程），但是這個比較少用到，討論最簡單的固定版 SOP 流程，就是眾所知道的八大流程步驟，它對應所產生出來的問題就是以下：

生病的步驟：1 虛 → 2 寒 → 3 濕 → 4 凝 → 5 瘀 → 6 堵 → 7 瘤 → 8 癌。

對應的症狀：1 癢 → 2 酸 → 3 脹 → 4 疼 → 5 麻 → 6 痹 → 7 中風 → 8 失覺。

那麼拔罐的重點是針對哪幾個項目呢？

拔罐主要的目的跟重點，是在拔除我們體內以下這五個問題：

生病的步驟：2 寒 → 3 濕 → 4 凝 → 5 瘀 → 6 堵。

對應的症狀：2 酸 → 3 脹 → 4 疼 → 5 麻 → 6 痹。

其中拔罐最主要處理「瘀血」為主，而一談到「瘀血」，大多數人的腦海中最先浮現的應該是皮膚上一塊大大的「黑青」，但你知道嗎？中醫裡的「瘀血」，跟

我們一般所認知的「瘀青」其實不一樣，我們就來瞭解一下到底中醫裡說的「瘀血」是什麼意思？

所謂的瘀血是中醫常見的病名。指的是體內的液體運行不暢而停滯於血管內，或體內血液溢出於血管外。所以氣虛、氣滯、血虛、血寒、血熱、外傷等原因造成的氣血運行不暢或內出血，都會形成瘀血。常見的瘀血症狀為疼痛、腫塊、靜脈曲張，出血血色紫暗或月經夾雜血塊。

站在西醫的角度又是怎麼一回事呢？

在西醫角度下，可以將「瘀血」解釋為循環系統的異常，包含了血液、組織液及淋巴液的流動受阻。形成的可能原因和血管狹窄、血栓形成、動脈硬化等因素有關，又或是因外傷、疾病引起炎症反應，進而導致局部血管擴張和增加的血液凝固速度。此外，手術後或外傷後的組織損傷也會導致血液滯留，形成「瘀血」現象。

以下我針對中醫常見的瘀血形成原因，嘗試以西醫的理論進行說明：

一、血寒

寒為陰邪，最能收引經脈，凝滯氣血而導致氣血淤滯。當人體遇寒，體內血管會收縮，流經局部的血流也

隨之下降；周邊的組織間液、淋巴液的生成也會因此減少，最終導致組織的循環代謝受到影響，除了養分無法供給組織使用，原本組織所產成的毒素也無法代謝，最終形成阻塞。

二、血熱

血受熱則煎熬成塊，阻滯脈道而成血淤。血液裡面含有許多蛋白質，蛋白質的特性就是遇熱會凝固，因此體熱的人，其血液就容易凝固形成血塊，造成血流循環受阻。

三、體濕

濕為陰邪，其性黏滯，易阻氣機致脈絡阻滯而血淤。當血液的黏稠度增加，血液的流動速度就會下降，當血流速度變慢，就容易在流動的過程中形成血栓，影響循環代謝。

結語

當以上這三種寒氣、熱氣、濕氣長久混雜在一起後，就會產生凝固的氣滯，氣滯久了就容易出現瘀血或瘀堵的問題：2 寒→ 3 濕→ 4 凝→ 5 瘀→ 6 堵。

● 微血管破裂或堵塞造成的瘀血

另外一種瘀血的造成方式是我們的微血管出了問題所導致的,造成微血管破裂或堵塞的原因有多種多樣。以下是一些可能的原因:

一、創傷

外部創傷如車禍或者是摔傷,其次內部創傷(例如手術)可能損傷微血管,導致破裂或出血。

二、血栓形成

血液凝固異常或血液黏稠度增加可能導致血栓形成,堵塞微血管。血栓是由凝血過程中形成的血液凝塊結構。

三、血管炎症

血管炎症是指血管壁的發炎,可能由自身免疫疾病、感染、血管疾病或其他疾病引起。這些炎症反應可能導致微血管的破裂或堵塞。

四、血管病變

　　某些血管病變，如動脈粥樣硬化、血管瘤或動脈瘤，可能導致微血管受損或破裂。

五、血液循環問題

　　血液循環不良、血壓過高或血管收縮不良等因素，可能增加微血管受損的風險。

六、血管壁異常

　　一些遺傳性或先天性疾病可能導致血管壁結構的異常，使微血管更容易破裂或堵塞。

結語

　　這只是一些常見的原因，具體的原因可能因人而異，並且需要根據個體情況進行評估和診斷。

　　因此我們在拔罐之後將體內的 2 寒→ 3 濕→ 4 凝→ 5 瘀→ 6 堵。

　　這些物質調出原來的位置，來到體表的時候，應該要協助身體快速有效地將其排除，才不會讓這些毒素又回到身體，繼續危害我們的身體健康，所以最簡單的方

式，就是提高我們的氣血循環跟基礎代謝率。

氣血循環效率下降是疾病的根源，例如下肢循環不良導致水腫是常見的狀況，雖然症狀出現在腳，但不一定是腳的問題所導致，根源常見於骨盆及腰的問題。

長期的氣血循環不良，嚴重者可能導致末稍組織壞死，甚至引發更嚴重的其他後遺症。反之，氣血循環程度較高時，身體細胞修復的效率就會提高，所以若能初步舒緩即可有更多的修復機會。

雖然初步舒緩並非處理問題源頭的策略，但能使氣血循環效率改善到一定程度，針對做居家初步緩解，少林傷科藥酒是簡單操作、好用且便利的備用物品。

藥酒操作方法包括取 100 至 150ml 藥酒泡澡、50ml 藥酒泡腳，或熱敷、蒸薰、擦拭，若為家人擦拭，可取棉花沾藥酒，從膝蓋端往腳趾方向輕擦，膝蓋後往腳跟方向輕擦，盡可能多擦拭幾回。盡快讓身體內的這些毒素瘀血，加速排出體外才能快速恢復健康。

● 特記：拔火罐的優點

1. 透過拔火罐，可以將身體裡的濕氣、寒氣，通過皮膚組織滲透出來，從而排除邪氣，讓人精神百倍。

2. 身體的經絡、穴位和五臟六腑都是相連相通，故透過拔罐的吸力，刺激身體表面的穴位，進而通過筋骨經絡，使得人體內部器官得到相應的調理，讓人氣血暢通，強身健體，亦有美容瘦身的功效。

3. 對於人體局部的組織損傷、腰間盤突出等癥狀，拔火罐也有一定的功效，長期定期進行拔火罐，可活化組織，以減輕疼痛，並緩解癥狀。

適 合 拔 罐 治 療 的 病 癥

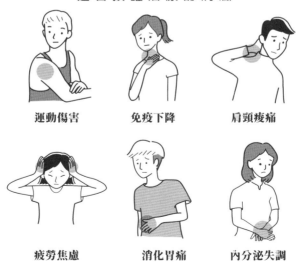

運動傷害　　　　免疫下降　　　　肩頸痠痛

疲勞焦慮　　　　消化胃痛　　　　內分泌失調

第三章

拔罐的
禁忌與
注意事項

○○○

　　拔罐已成為當今一種保健流行趨勢，由於真空抽氣式 PC 塑膠製成的抽氣罐有諸多優點，包括簡便、不易損壞、便宜、易學，拔罐已普遍走進百姓家中，因此當人們受涼、肩背疼痛時，年紀稍長的人都會說：「拔罐吧。」

　　確實拔罐後身體狀況會變得較為輕鬆，也能減緩甚至解除許多不適，但也有人因不當使用，而引發新的不適，甚至造成許多嚴重的後遺症。

　　例如進行拔罐時，抽吸壓力過大、次數過度頻繁都不適合，以及應該依個人體質進行拔罐，且拔罐後須待瘀血消失後才能再次拔罐。

　　拔罐後所產生的瘀血為皮下受傷的細微血管出血的情形，這是能促進身體進行新陳代謝的良性訓練，有助於增強抵抗力，以達到理想的修復後身體狀態。通常三到五天就能完成細胞修復，瘀血將在新陳代謝過程中消褪，若瘀血超過一週才代謝消褪，代表身體的代謝修復能力較差，需要較長時間。

　　鑒於每個人的身體狀況不同、拔罐頻率等皆會影響拔罐治療結果，甚至於造成不同程度的暈罐傷害。為避免造成上述的不良情況，此章我將跟大家說明拔罐前需要留意的事項。

● 拔罐前的確認及準備工作

一、身體狀況不佳者不宜拔罐

　　首先要確認被拔罐者的體質，如果體質過於虛弱者就不宜拔罐，因為拔罐大多為洩除法，針對實證及熱證[註2]有正面療效，但不當拔罐易使虛者更虛，達不到治療效果。

註2　在中醫的辯證中，實證較屬組織受傷初期，此階段的患者通常身體元氣仍較飽滿，唯獨受傷組織的修復效率不佳，而熱證通常有發炎反應，實證與熱證也會同時出現，與虛寒證相較之下，是屬較輕微易處理的證候。

二、孕婦或月經期間不宜拔罐

因為拔罐會調動氣血，產生暫時性的血流再分配^{註3}現象，孕婦子宮內膜的血液若被調動至其他身體組織，極易造成流產，孕婦腹部是禁止拔罐的部位，非懷孕的女性月經期間若需拔罐，也須謹慎。

三、心臟疾病者不宜拔罐

年紀大且患有心臟病者拔罐應慎重，因為皮膚會在拔罐的負壓情境下緊縮，對全身是一種疼痛刺激，一般人容易承受，但年老且患有心臟疾病的患者，在這種刺激下可能使心臟疾病發作，因而此類人群在拔罐時要慎重。

四、糖尿病且施打胰島素的患者不宜拔罐

由於拔罐會使血流產生暫時性的再分配，若必要拔

註3　血液在體內的分配原則是：1) 腦部與心臟的血流量是恆定的。2) 人在安靜時，腦部及心臟以外的大部分血液流往腸、胃、肝、腎……等內臟器官運作使用，而分布至肌肉的血流量只佔總心輸出量的 15 ～ 20%。3) 若有運動、受傷、出血、拔罐 / 刮痧 / 針灸……等情形，原本流往內臟的血液將大量被調動至肌肉，或受傷需大量清除及修復的身體位置。

罐時，一定要小心謹慎。

五、幼兒不宜拔罐

尚不會走路的嬰幼兒不宜拔罐，較不易有傷。

六、腸胃需清空

飽腹不宜拔罐操作，以免影響胃臟的消化運作。同時應該先排淨大小便，避免拔罐期間需上廁所。

七、皮膚狀況不佳者不宜拔罐

局部有皮膚破潰或有皮膚病的患者，不宜拔罐，避免皮膚傷口惡化。若有水腫的部位也不可拔罐，避免皮膚破口。

八、拔罐需有間隔時間

拔罐的斑痕未消退前，不可再拔罐，若瘀血久難散則需用藥，協助細胞及組織進行代謝及修復。同一部位的拔罐頻率至少間隔三天以上，避免局部組織過度刺激而壞死。

九、需視情況調整體位與肌肉

拔罐時要選擇適當的體位和肌肉部位，若體位不當或有所偏移，不可拔罐，例如：小圓肌須側躺操作。

十、挑選並檢查罐口

由於罐口越大，效果越分散，故需根據所拔罐部位的面積而選擇大小適宜的罐，同時也需檢查罐口是否光滑和有無殘角破口，避免受傷。

十一、留意場所溫度

拔罐治療時應注意室內保暖，拔罐時應避免冷風直吹。拔罐使皮膚毛細孔處於舒張的狀態，體內濕氣和瘀氣藉由拔罐過程會被排出體外，但外界的寒氣也易通過舒張的毛細孔進入到體內，進而引發感冒，嚴重的還可能誘發中風，所以操作拔罐的環境需保持溫暖、通風，隨時做好身體的保暖工作，且被拔罐者勿直接受風，以防止寒氣侵入體內。

● 特記：拔罐前需留意之事項

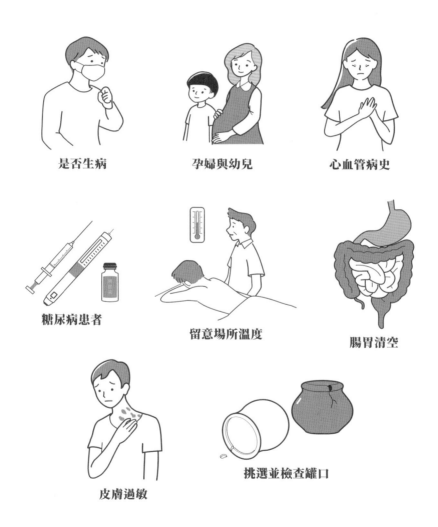

是否生病　　　　孕婦與幼兒　　　　心血管病史

糖尿病患者　　　留意場所溫度　　　腸胃清空

皮膚過敏　　　　挑選並檢查罐口

● 拔罐操作的注意事項

一、罐壓大小、拔罐頻率

拔罐運用罐子與皮膚形成一個密閉空間，進而產生負壓的原理，將體內的瘀氣通過被舒張的毛細孔而排出，吸拔過程中，對皮膚深層修復未完善的細胞組織進行微破壞，使其有機會進行有效修復。

然而，根據罐子大小、材質等，所產生的負壓力度各有不同，對皮膚組織造成的刺激也不同，若在負壓較大的情況下，留罐時間又過長，致使皮膚細胞因吸拔時間太久或吸拔力度過大而起水泡，增加皮膚感染率，甚至大範圍組織發炎，增加細胞組織壞死、纖維化的機率。

現代多運用機器或手動抽風，容易控制罐壓，千萬不可一次吸到最大，壓力須由小而慢慢加大，除了使逐漸加壓的痛感較低外，亦可避免造成二度傷害。

若是拔火罐，火則是罐壓控制的關鍵，酒精多、火大則吸拔力大；酒精少、火小則吸拔力小。另外，罐子叩得快則吸力大，叩得慢則吸力小。

二、留罐時間

　　過去普遍認為拔罐的時間越長，越能拔出深層的瘀血，甚至認為要拔出水泡才有效果。實際上留罐時間從 10 到 30 分鐘以上的情形都存在，但過長時間的留罐，容易使局部組織呈現黑紫一片的嚴重瘀血，造成血管與肌肉的二度傷害，皮膚也可能出現水泡，增加感染風險，尤其對糖尿病患者而言，風險更大。

　　個人臨床實證，短時間留罐比長時間留罐更有優勢，根據身體肌肉強弱，及淺層毛細血管滲出血液情況，留罐時間在 1 至 5 分鐘間，平均大約 3 分鐘，若遇病弱的病患，尤其是老人或小孩，留罐時間需較短；若遇血液循環不佳的身體組織，則需將留罐時間稍微增加。

　　另外，拔火罐是運用熱產生的負壓進行治療，對皮膚組織的刺激除了來自負壓作用外，還有熱的作用，不得不慎，故一般從點火、滑罐到起罐，以不超過 10 分鐘為宜。

三、罐與罐的間距

　　同時使用多罐時，罐的間距不宜太近，否則皮膚被罐壓牽拉而產生較高程度的疼痛，同時因罐子互相排擠

而不易拔牢。

四、起罐力道

起罐時手法需輕緩，不可硬拉或旋動，以一手抵住罐邊皮膚，一手輕按罐子使其傾斜，按壓一下罐口的肌肉處，輕輕下按，使罐口漏出空隙，透入空氣，吸力消失，罐子自然脫落。

● 拔罐後的注意事項

一、拔罐後不可立即洗澡，容易加劇發炎程度或著涼

皮膚在拔罐後處於毛細孔張開、組織被微破壞且脆弱的狀態，此時洗熱水澡容易導致皮膚破損、發炎，若此時洗冷水澡容易受涼，所以拔罐後一定不能馬上洗澡。

建議拔罐後注意保暖，不要吹冷風，拔罐後的 1 至 2 小時再洗澡，洗澡水的溫度也要稍高一些，且至少三天內忌泡涼水，最好拔罐瘀色未散前，都不泡洗冰涼的水。

二、拔罐後日常飲食及作息

拔罐後的微血管及皮膚組織是處於被微破壞且脆弱的狀態，飲食、作息及生心理狀態皆以不過度刺激血液循環為主，所以拔罐後應多喝溫開水，並休息半小時，使氣血恢復正常順暢。在瘀血消散前不要喝酒或吃辛辣食物，忌食性寒或生冷的蔬菜瓜果，甚至冰涼飲料。

此外，情緒易怒、易悲及憂慮過度者，微血管易有細微破損，拔罐後保持情緒平穩更顯重要。

三、物品清洗與消毒

在衛生方面，使用後的罐具應進行清洗及消毒，以防止感染。

● 暈罐的原因與處理

臨床上，暈罐是在調動氣血時常見的生理反應。發生暈罐現象時，患者大部份會頭暈目眩、心慌氣短、噁心心悸，繼而面色蒼白、出冷汗、四肢厥逆（冰冷）、血壓降低、脈搏散弱、神疲肢軟、意識恍惚，甚至突然

意識喪失，恢復後，仍有疲乏嗜睡、頭部不適等現象。

詳細論之，在徵兆階段會出現頭部各種不適感、上腹部或全身不適、視力模糊、耳鳴、心悸、噁心、面色蒼白、冒冷汗、打呵欠等。但這階段十分短暫，且有些患者可能無先兆期。

在發作階段，輕者頭暈胸悶、噁心欲嘔、肢體發軟且溫度下降、搖晃不穩、或伴隨瞬間意識喪失；重者突然意識喪失、昏撲在地、脣甲青紫、大汗淋漓、面色灰白、雙眼上翻、二便失禁、血壓迅速下降，脈搏變緩，脈搏每分鐘減緩至 40 至 50 次，少數患者伴隨驚厥發作。

在及時處理後的恢復階段，患者可能有明顯疲乏、面色蒼白、嗜睡及出汗，上述為典型發作過程，輕症者亦可能僅出現徵兆階段的症狀，跳過發作階段就直接進入恢復階段。

暈罐大多發生於施術過程中，但也有少數病患在除罐後的數分鐘至更長時間才出現症狀，屬於延遲性現象，暈罐只要處理及時，一般可很快恢復知覺，常無嚴重後果。

一般來說，暈罐多為輕症，但也有症候嚴重者，特別是延遲或暈罐患者更應留意。

　　暈罐與療效的關係究竟如何，尚待更多臨床經驗證實，其機制也需深入探討，但暈罐畢竟是一種給患者帶來痛苦的反應，臨床上仍應著重預防。

一、暈罐的原因

　　《標幽賦》曾云：「空心恐怯，直立側而多暈」。故病人體虛、精神緊張、勞累、飢餓、出大汗、大出血、大瀉後、體位不適（坐位、直立位）、刺激過重、痛感太強、醫生手法過重等都可能引發暈罐現象，各類因素分述如下：

（一）體質因素

　　臨床多見的是體質虛弱、飢餓、疲勞者易發生暈罐。其次是過敏體質、血管神經機能不穩定者。

（二）心理因素

　　常見於初次拔罐者，由於缺乏體驗，而產生恐懼、畏痛、心情緊張等情緒。有對暈罐者進行人格特徵的檢測，發現人格障礙約佔二分，在人格障礙中，以憂鬱症患者發生暈罐者最多，憂鬱症者性格內向、情感壓抑，遇刺激易興奮又難抑制，易發生自律神經調節功能紊亂，可能是較常出現暈罐的原因。

（三）病理因素

平常有自律神經功能紊亂者，特別是有直立性低血壓史或神經官能症史者，較易發生暈罐。

（四）刺激原因

穴位刺激過強，亦會引發暈罐，所謂過強，因各人情況不一，很難度量比較，一般在敏感點施罐，或採用特殊手法，如：氣至病所[註4]的手法都能引發暈罐現象。在刺激種類上，除拔罐、艾灸外，各種刺激對症狀輕重的影響無明顯差異。

（五）環境因素

環境和氣候因素也可能引發暈罐，如氣壓低之悶熱季節、診室中空氣混濁、聲音喧雜等。

二、暈罐的處理

在《黃帝內經·靈樞經經脈篇》指出：「……其小而短者，少氣，甚者瀉之則悶，悶甚則僕不能言，悶則急坐之也」。

註4　指針刺感應通過一定的手法，到達了病痛部位。

（一）輕度暈罐者

立即移除所有的拔罐，將患者扶至空氣流通處躺下，抬高雙腿，頭部放低（不用枕頭），鬆綁衣帶，靜臥片刻即可，如患者仍感不適，給予溫熱開水或熱茶飲服。

（二）重度暈罐者

立即移除所有罐後使其平臥，如情況緊急，可令其直接臥於地板上。據我們多年體會，此類病人可於百會、氣海、關元等穴艾灸有較好的效果，直至知覺恢復，症狀消退。必要時，可配合施行人工呼吸及心臟按摩。

三、暈罐的預防

根據個人臨床經驗，首要以「開路洩病氣術」在一開始、過程中及結束時，將病氣及火氣導至體外，如此才會更神清氣爽且輕鬆愉快。手腳的末梢是氣出的通路，所以一開始需先將手腳末梢放鬆，使氣出的通路打開且順暢。

操作方式為用棉花沾少林傷科藥酒，輕輕地向四肢趾節末梢擦出去，也可用手掌手指擦、拍、刮、撥，處理者越輕鬆地反覆做，患者身心就越輕鬆，病氣自然會排出去。

事實上，暈罐與拍打後會氣衝是相似的原因，主要是求診者當時身體的氣較虛所導致，另一種暈罐的原因是，身上的毒氣或火氣透過拔罐被激發，氣會四處亂竄，跑到頭就頭暈頭脹或頭痛，跑到哪個部位，該處就會有些不舒服。然而，處理時只要掌握「**速度緩慢**」、「**力道放輕**」的原則，即可減少發生機率。

(一) 恐懼預防

若遇對拔罐有猜疑恐懼心理者，或拔罐時哭笑、驚叫、戰抖、躲避、肌肉痙攣，伴有瞳孔、血壓、呼吸、心跳、皮溫、面色、出汗等自律神經系統和內分泌功能改變者，均需特別做心理預防，以免出現不良反應。

1. 語言誘導：拔罐前，需耐心講解拔罐的具體過程，說明可能出現的感覺、程度和傳導途徑，以取得患者的信任和配合。

2. 鬆弛訓練：對好靜、壓抑、注意力易於集中、性格內向的患者，令其凝視某物體，待其完全進入自我冥想（入靜）狀態後，始進行拔罐。

3. 轉移注意力：對急躁、好動、注意力渙散、性格外向的患者，可令患者作一些簡單的快速心算，或向其提出一些小問題，利用其視、聽覺功能和思維活動等，轉移其注意力，促進局部組織放鬆。有研究者以此法對 420 例患者進行對比觀察，發現對預防及其它不良反應有較好的作用。

（二）生理預防

1. 病患在拔罐前，避免過度飢餓、飽食、疲勞，若有此狀，應令其稍微進食，或休息至體力基本恢復，再行拔罐。

2. 採取舒適持久的體位，如：臥位進行拔罐。

3. 同時間的下罐數及總罐數不宜過多，手法不宜過重。

（三）專業預防

　　醫生在拔罐的整個過程中，要精神專一，隨時注意觀察病人的神色，詢問病人的感覺，一旦出現面色蒼白、神疲、胸悶、噁心等暈罐徵兆時，應及早採取處理措施。

（四）其它預防法

1. 壓眼預防法：國外應用一種壓眼防暈法，經國內在

有關單位試用，確有一定效果。方法是：讓患者雙眼向下看，閉眼，施作者將雙手拇指指尖分別置於患者雙眼上瞼，其餘四指分別放在患者兩側臉頰耳前作支撐，然後用拇指輕壓眼球，注意用力方向由上斜向內下方，拇指尖應放在眼球的角膜上方用力，避免指尖直接壓迫角膜，按壓大約 5 秒後抬起手指約 5 秒，依此重複操作持續約 30 秒，再行拔罐，但青光眼、高度近視眼者慎用。

2. 在拔罐過程中，一旦病人有暈罐徵兆症狀，應立即處理。拔罐後，令患者在診室休息 5 至 10 分鐘後，或待面色、呼吸、心跳等生理狀況恢復穩定後再離開，以防延遲性暈罐狀況。

第四章

常見症狀的
處理方式

中醫在面對各種感冒病毒的戰爭已經有上千年的經驗，面對各種感冒病毒的後遺症，中醫首先認為這是因為病毒傷害細胞之後，所殘留下來的廢棄物，也就是垃圾跟殘餘的病毒留在體內產生的副作用。

　　第二，是感冒時入侵的濕氣跟寒氣留在了我們體內，殘留在免疫球細胞外面，濕氣跟寒氣讓這些免疫球細胞感受到威脅，進而使這些免疫球細胞想要進行對抗或排出，持續的對抗就產生了發炎或過敏的反應，這樣的情況最常見。

　　第三，還有一種情況是如果攻擊了細胞 DNA 或染色體，導致其受損時，所形成的下一代細胞同樣是畸形的，這個時候被攻擊到的細胞可能是神經細胞、肌肉細胞或是其他類型。

　　例如：攻擊肌肉細胞就會形成肌肉緊繃酸痛僵硬等問題；攻擊神經系統就會造成神經系統的傳導出問題。而這些問題還會擴大出去，就會產生出許許多多的疾病。

其實我們每一次的小感冒都會殘留一點點後遺症，所以面對這些後遺症，我們應該要珍惜每一次的確診或重感冒，因為這段時期病毒一定會攻擊到很深層的地方，讓深層的位置以及以前留下來的小後遺症，產生過敏發炎不舒服等等症狀，或者是過去殘留的病毒也會因此而跑出來作亂。

但毋須過度擔憂，這段不舒服的時期，就像我們新年要大掃除一樣，利用過年把一整年累積在家裡的髒東西清乾淨。在一整年當中，我們應該經歷過好幾次的大大小小感冒，身體也一定受過許多病毒的攻擊，一定有血栓、毒素、寒氣、濕氣、病毒等等，許多的遺留傷害就利用確診或是重感冒時期來一次大掃除，清乾淨之前所留下來的「前遺症」，且讓它不要產生後遺症。

因此這章我將跟大家說明各種肩、頸、腰、腳等各部位的常見症狀、病因，以及治療方式。讓我們將過去殘留在身體好一陣子的那些毒素，以及身體的細胞傷害，好好地調理、好好地清乾淨，讓身體再次恢復原廠設定。

● 感冒症狀

一、中暑

一般民眾所認知的中暑，是炎熱天氣所產生的身體不適，醫學上的認知則是身體散熱機制失調所導致的可能發生致死性的熱病，細分成熱中暑與熱衰竭。

拔罐多為治療熱衰竭，其主因為人體濕氣太重，細胞通透性不夠，壓迫到血管，導致身體不適。多以滑罐搭配刮痧手法，讓細胞破裂，排出水分，罐印通常為一粒一粒出痧。

二、感冒

當人體在虛弱階段、免疫力減弱的期間，又遇到氣候劇烈變化，致使人體內外功能失調，邪氣乘虛由皮毛、口鼻而入，從而引起一系列發熱症狀。無論是感冒中或是感冒後，身體都會殘留病毒與細胞戰鬥後餘毒。

可於大椎穴上進行拔罐，去除邪氣，解除後遺症，讓身體恢復健康。

三、長新冠（確診後遺症）

很多人因為這一次新冠疫情的確診，而感到惶惶不安，也有很多人說確診之後會產生很多的副作用、後遺症，現在則稱為長新冠。

西醫認為，長新冠會產生兩百多種身心健康的問題，卻不知道確切的原因是什麼。

其實中醫在很多年前就常見這種感冒傷寒後遺症，原因主要都是長期使用止痛藥、西藥感冒藥，或者是感冒沒有完全治好，導致每次感冒後許多病毒沒有排出體外，殘留在體內，繼續繁衍下一代。

這些病毒就像盜匪一樣，躲起來等待時機成熟的時候再跑出來，而我們的免疫系統就像官兵，一時之間也無法到達剿滅藏匿的病毒，這些下一代的病毒會越來越厲害，有時還持續攻擊我們的肌肉經絡等細胞，常見的頭痛、肩頸酸痛、肌肉僵硬，甚至是妥瑞式症都是類似情況所造成的。

例如：新冠確診之後，有些人產生長時間頭痛、偏頭痛、腦霧等導致無法正常工作與思考，或是出現後腦疼痛、脖子僵硬疼痛等症狀，這些都是屬於確診之後的後遺症。建議可用拔罐之方式來處理這些問題。發現確診後身體好像是戰場一樣，經過一場戰亂，到處都留下

病毒與細胞或組織液，殘留的物質所形成的硬塊，古代的中醫稱之為傷寒後遺症。

相關調理可於肩關節附近的幾個穴位上面拔罐。

例如：肩髎、肩貞肩井，天宗巨骨等穴位拔罐。先將頭部的邪氣向外解開，然後再解督脈、神道、身柱、大椎等位置，由下而上，往上拔罐，最後到風池、亞門附近的穴位拔罐，這樣就可以將氣滯血瘀，以及傷寒後遺症的毒素拔出，接著再服用傷寒症、氣滯血瘀的中藥，就可將毒素排出，解除後遺症。

● 肩部症狀

一、肩周炎

「肩周炎」是五十歲以上長者常見的毛病，它是由於圍繞肩關節的軟組織發炎而形成，又名「五十肩」或「冰凍肩」，患者以女性較多。

引發肩周炎的病因主要是退化，因肩關節部位受創傷或勞損引起，導致關節囊中氣血循環不好，加上現代人有些肩部正常活動減少，因此導致肩關節周邊的肌肉

筋膜沾粘。

起初，肩關節部位出現酸痛，漸漸疼痛加劇，甚至有的患者不能向痛肩的一方側睡。等到痛楚減少後，關節部位卻逐漸變僵硬沾粘，肩膀活動就大幅度減少，嚴重者會影響一些日常活動如穿衣、梳頭等。

首先必須檢查內旋肌群的肩胛下肌和胸大肌，是否有僵硬或萎縮。再來協助患者抬舉手肘，檢查棘下肌和小圓肌、大圓肌是否變短或僵硬。如果有變短、緊繃和激痛點的問題，那就是它們被過度使用產生勞損內傷，或在長期缺少勞動拉筋的過程中變成萎縮僵硬。

調理的方法，首先在斜方肌肩關節周邊拔罐，然後再針對上述的肌肉群找出有問題的地方再加以拔罐。尤其是一般人容易忽略的小圓肌、大圓肌、肩胛下肌等部位的肌肉筋膜。

並且使用運動拔罐法，旋轉關節輔助拔罐技巧，以利將深層的內傷調出來，過程中可以利用旋轉拔罐器來偵測。觀察肌肉的肉是否過度僵硬、筋膜是否有產生沾粘，若有此情況就必須慢慢地轉罐。操作時應該避免過於嚴重的撕裂疼痛，以避免出現二次傷害。

● 手部症狀

一、網球肘

　　「網球肘」是一種過度使用手肘而造成的肌肉拉傷，通常出現在手肘的外側。由於前臂肌肉反覆的彎轉運動，及對其組織的用力拉扯，使肘部外側骨上的軟組織，出現微小的撕裂。因為發生在手肘外側，醫學上稱之為「肱骨外上髁炎」。

　　這種症狀常常發生在需要用力握住東西，並且用力旋轉的動作，也因為最常出現在打網球的運動員身上，因此得名「網球肘」。

　　平常較有相關的，例如扭毛巾、擰拖把，或常常使用錘子或電鑽工作的勞動者，都會因為過度用力，而出現肌腱拉傷，導致手肘疼痛等狀況。

　　另外「高爾夫球肘」與網球肘類似，但並不是高爾夫球運動員才會發生，常常用手肘出力的工作者，都有可能發生。例如不當的提舉、投擲或擊球等常過度或重複的用手腕和手指的強力運動，也可能導致高爾夫球手的肘內側疼痛。由於發生的位置在手肘內側，醫學上稱為「肱骨內上髁炎」。

相關調理首先要往上尋找病根。找到硬化的肌肉跟筋膜，或是找出肩關節有傷的地方，先放鬆這些地方表層的肌肉，然後運用拔罐器將裡面的傷拔出來。只要解決此問題，氣血就可以向下循環了。

接下來尋找手肘的內側與外側的痛點，並於痛點的周遭拔罐。然後再找硬點，在硬點的周邊拔罐。依序這一連串妥善處理，手肘的傷便能完全治好。

但如果是痼疾，則必須往下尋找，從手肘往下直到手腕處。尤其必須在陽面的位置再拔罐一次。這附近大多數會殘留擴大的傷害，需要全拔出來，這樣子手肘酸痛才能完整治癒。

二、內衣症候群

這幾年發現有許多的女性都有這種問題，早期好發於年長的媽媽身上，但是這幾年已經常常發生在 30 幾歲到 40 歲的女性身上。會出現此問題大多是因為長時間穿內衣，或是肩帶拉得比較緊，就會導致斜方肌跟棘上肌有輕微的萎縮或凹陷，這種現象會導致容易肩膀酸痛、脖子酸痛跟頭痛的問題。

另外，比較常出現問題的地方位於側面的肋骨、擴背肌、大圓肌或是肩胛下肌，這些位置出現壓傷萎縮導

49

致手無法舉高，這問題就是俗稱的五十肩。

還有少數的前鋸肌跟胸小肌也出了問題，會出現這部位的問題，主要的原因都是因為經常穿托高集中型內衣所導致的。

還有一種就是穿有鋼圈的內衣，長時間壓迫到我們的肋骨，容易在乳根穴周圍產生瘀血。

所以穿著內衣的時候應該特別謹慎注意，是否會長時間的壓迫導致肌肉骨頭被壓傷。

因為這些問題都是壓迫所導致的瘀傷內出血，所以非常適合用拔罐來排除這裡的氣滯血瘀。

三、滑鼠手

滑鼠手為何最愛電腦族，長時間不良姿勢是主因，當然不僅是電腦族，只要是經常要使用手腕的族群，例如上班族、鋼琴老師、家庭主婦等，都容易因為過度使用手腕而導致這樣的症狀。隨著 3C 被大幅度使用，電腦族長期以不良姿勢使用鍵盤、滑鼠，近年來就醫人數有大幅增加的趨勢。

滑鼠手（腕隧道症候群）通常都是長時間壓迫掌根，導致手腕處的正中神經發炎引發的疾病。

人體正中神經位於腕隧道中，主要掌管大拇指、食指、中指及無名指的感覺與動作，一旦受壓迫，容易會出現麻木或刺痛感，嚴重時，手指、手腕部位會出現無力的狀態。

若要調理這些症狀還必須從源頭開始。因為工作期間，手肘跟手腕長時間處於固定、彎曲的姿勢，導致氣血不順，形成氣滯血瘀，所以只要從手肘向手腕處，尋找僵硬筋縮的位置加以拔罐。並運用運動拔罐法，旋轉拔罐、揉捏、提轉就可將氣滯血瘀拔出來，加以疏通活化之後，就可以打通正中神經發炎引發筋膜肌肉經絡堵塞的酸痛問題。

若有一些人的症狀已經維持很長一段時間，除了手肘加以處理以外，必須往上延伸，尋找肩關節是否有沾黏僵硬或是氣血堵住的地方，尋找這些地方的時候，沿著這些地方加以放鬆後再拔罐，將裡面的氣滯血堵塞拔除，就能夠完全緩解。

四、媽媽手

「媽媽手」醫學稱之為「狹窄性肌腱滑膜炎」，又稱「狄魁文氏症」。

發生原因為不斷地刺激、使用手背橈側（靠近拇指

側）肌腱，而導致周圍的腔室腫脹，最後壓迫到伸拇短肌及外展拇長肌的肌腱和滑膜，使組織通道變狹窄、肌腱和滑膜發炎腫脹，進而於手腕拇指側出現疼痛，嚴重時會造成肌腱沾黏，大拇指及手腕的活動受到限制。

「媽媽手」常見於中年婦女，大多與日常生活中不正確用力，或是反覆用力、過度勞動有關，如洗衣服、扭毛巾等，讓滑囊及關節產生輕微的炎症反應。

然而，「媽媽手」並非媽媽的專利，如果工作中需要長時間重覆使用拇指施力者，也可能得到此症。例如：長時間打字的職業、長期握筆的文字工作者、單手端著沉重餐盤的服務生、上架書本的圖書館員工、常使用手機的「拇指族」等，都屬於高危險群。

「媽媽手」主要症狀是大拇指近手腕處出現持續疼痛及腫脹，甚至無法使力。一旦發生沾黏，會出現緊繃的感覺，大拇指活動時會被「卡住」，甚至有可能觸摸到有凸起的腫塊。

為什麼古代人很少出現手腕、手指的疾病與問題？因為以前大多數的人從小都需要做許多的勞動。而現代人從小缺少勞動，大多只有讀書、打電動、看手機、看電腦等，所以手指、手腕缺少勞動，肌肉筋膜缺少鍛煉，發育不好。等出了社會，突然使用過度，就容易出

現受傷的問題。

　　相關調理必須從源頭開始。手肘跟手腕在長時間過度使用後，導致筋膜肌肉損傷，這些位置容易形成氣滯血瘀，所以只要從手肘向手腕處，用少林練功藥洗搓揉，就可以找出肌肉破損筋膜的地方。

　　在這些位置加以拔罐，並運用運動拔罐法，旋轉拔罐、揉捏、提轉就可將氣滯血瘀拔出來，加以疏通活化之後，就可以打通筋膜，解決肌肉經絡堵塞的酸痛問題了。

● 腰部症狀

一、腰部酸痛

　　腰部酸痛是現代多數人常見的問題，尤其是四、五十歲以後，更易發生。

　　主要形成的原因，大約有：1. 骨頭退化；2. 軟骨萎縮；3. 肌肉無力；4. 腎氣虛弱；5. 肌筋受傷。

　　形成這幾種原因的主要來源是長期工作運動產生的損傷，一般又稱之為勞損。這種慢性病就像溫水煮青蛙

一樣。慢慢地讓筋骨肌肉老化、退化、受傷，且難以察覺。

一旦發現，症狀就已經相當嚴重了。通常前往醫院檢查時，醫生都建議開刀治療。其實如果提早發現，早期治療根本不需要開刀，而且據統計大約 60% 的人在開刀之後不但無法改善，甚至存有很多的後遺症。

最簡單的調理方法就是在八髎穴附近拔罐，以及腰圍上面的督脈，還有膀胱經上面拔罐。將受內傷和充滿瘀傷、血豆，以及筋肉結節的部分拔出來，再開立中藥內服、外用調理，就能夠大大改善，不需要開刀。

● 腳部症狀

一、膝關節疼痛

膝關節疼痛是現代常見的問題，其形成的主要原因分成兩個方向：

一是膝蓋使用不當，或者是平常不正確的活動與運動，導致筋骨肌肉受傷，進而產生酸痛。

另外一種是隨著年齡的增長，肌肉與血管漸漸老化

萎縮，沒有辦法把足夠的養分送到膝蓋，而導致膝關節逐漸退化。

當然也有可能是兩個情形合在一起。簡單的判斷方法就是摸摸看個案的大腿肌肉有沒有變細、變小、變軟，較沒有力量，若有就屬於退化型。退化型的問題就要多補充養分，才能將身體重新活化過來。

兩者調理的方法都是一樣。首先必須檢查髂骨周邊的肌肉，再檢查十二經絡的膽經髂脛束有沒有硬化。可以在髂骨上嵴，與髂骨前嵴上面拔罐，以及在髂脛束上拔罐。

再來確認膝蓋周邊有沒有發炎，如果有發炎的情況，摸起來會微微的發熱。膝蓋周圍可以拔罐，只有委中穴不適合拔罐，最後再沿著膽經的膝蓋下方拔罐。以利確認是否現出許多瘀傷血豆，和筋肉的結節。

二、腳踝扭傷

腳踝扭傷是常常遇到的小傷害，但是如果沒有處理好，將來會留下很大的後遺症，容易造成經常性的扭傷。而發生經常性的扭傷後，腳踝的骨頭必定會增生，就會影響腳踝活動的角度。漸漸的還會往上影響到髖關節，導致髖關節容易酸痛受損，膝關節也會受到影響。

因此腳踝受傷的時候，必須好好修復，最好的方法是從髖關節膽經髂骨經過的地方，髂脛束開始往下，膝蓋內外側這些地方，一直到腳踝處都可以拔罐。

如果只是單純調理、調整腳踝，而沒有調整髖關節外側、膝關節內外側這些肌筋經過的經絡路線，傷害將無法完整痊癒。因為扭傷之後常常會伴隨往上延伸的肌肉神經容易硬化，所以必須先解除上方那些拉扯受傷的神經，下方才容易放鬆修復，一旦上方放鬆了，下方就容易解決。

三、高爾夫球膝

一般的膝蓋痛最常見的是內側痛，其次就是膝關節的外側痛。

日常生活中，我們常常聽到有人得到網球肘或者是高爾夫球肘這種問題，但是這幾年我發現其實罹患了高爾夫球膝的人，數量更多，當然出現此症狀的人並非皆是因為長年打高爾夫球所導致。

大約 10 年前，我無意間從幾位膝蓋疼痛的個案身上察覺他們經常是左膝蓋外側疼痛，而且他們都有一個共同點：就是喜歡進場打高爾夫球，且球齡都超過 10 年以上。

　　當時為了更準確的分析與瞭解這個疼痛狀況發生的過程，我曾多次陪同他們去打高爾夫球，並在過程中觀察他們所有的動作，以及運動前後的一些拉筋熱身緩和運動，瞭解他們是如何產生這種膝蓋痛的問題；而且後來又發現高爾夫球膝蓋痛的問題一定是發生在左腳膝蓋外側。如果是比較嚴重的患者，他們可能在長年累月下，由於左腳經常疼痛難耐，而將力量代償到右腳，漸漸地，右腳的膝蓋外側也會產生疼痛不適，只是因為右腳不是主要的傷害點，所以沒有左腳那麼嚴重。

　　至於為什麼會產生這種膝蓋外側的疼痛，主要的原因就是在打球的時候，施力點在左腳上面，而在擊球的旋轉過程當中，左腳大腿的外側特別用力，導致整個大腿外側的肌肉特別的僵硬。

　　髖關節外側到膝蓋的外側這一區域有幾個主要的肌肉群：

1. 臀部肌肉群：包括臀大肌、臀中肌和臀小肌，主要負責臀部的擴張和旋轉運動。

2. 大腿外側肌肉群：主要是髂脛束、股外側肌、股二頭肌和股直肌、縫匠肌、闊筋膜張肌等負責大腿外側的伸展和穩定性。

3. 小腿外側肌肉群：腓腸肌、脛骨前肌、腓長肌的一部分，尤其腓長肌的傷害是最常見的。

● 其他症狀

打針症候群

很多人應該沒有想到小時候打針打屁股，到了年紀大時，竟然會變成一大堆的問題與一大堆的後遺症。

首先我必須說明，打針症候群產生的疾病，最常看見的問題就是：坐骨神經痛、腰椎退化、腰椎疼痛、椎間盤突出這幾種症狀。

通常有以上這些問題的患者，年齡在 40 到 60 之間的，一定要檢查他的臀部肌肉有沒有萎縮，檢查這些部位的肌肉的方法，就是讓患者側躺彎曲大腿與身體呈 90 度的狀況之下，就能夠明顯發現臀部肌肉的萎縮點。

然後再開始觸診檢查，找到需要拔罐的位置，再開始進行拔罐，讓萎縮的肌肉刺激鬆動活化，並吸出周邊氣滯血瘀的問題，活化裡面的微血管，讓肌肉早日修復。

通常，當我們接受針劑注射時，常被選為注射點的位置位於臀部的上外側四分之一處，這個區域也稱為上外側臀部。這裡有相對較大的肌肉群，例如臀大肌，使得藥物可以更容易地被吸收和分布。

第一個問題，當我們打針的時候，一定刺傷了我們的肌肉纖維，所以肌肉已經受了第一次的損傷，而且是在我們年紀還小、發育還不是很好的時候受的傷，這就導致日後這些肌肉群在發育上會出現問題。

第二問題是打針時，注射進去的藥物，會殘留在臀部周邊的肌肉上，也可能會導致損傷或影響周邊肌肉的發育。

第三個問題是打針的時候，一定是懷抱著緊張恐懼害怕的心情，而這些恐懼疼痛的情緒，會讓肌肉收縮的非常僵硬，並會釋放出一些有毒的物質，因此又加深了肌肉的傷害，也是導致日後肌肉萎縮的原因之一。

基於以上種種，打針傷害到的部位除了臀大肌、臀中肌和臀小肌，您的臀部周圍還有一些深層的肌肉群和與它們相連的肌肉群。

一些主要的深層肌肉群和連接肌肉如下：

1. 深層臀肌群：包括臀小肌、臀中肌臀大肌的深層部分。它們負責細微的動作和穩定性。

2. 股旋肌群：包括上孖肌、閉孔內肌、下孖肌、髂腰肌等。這些肌肉幫助您的髖關節進行旋轉動作。

3. 梨狀肌也是臀部深層肌肉群中的一員。梨狀肌位於臀大肌和臀中肌之間，從骨盆的內側走向骨盆的外側，穿過坐骨神經。它是臀部重要的肌肉之一，與股旋肌群一起協助髖關節的穩定性和旋轉動作。梨狀肌在日常活動中發揮著重要的作用，尤其是在行走、奔跑和坐姿時。它的緊張或炎症可能導致梨狀肌綜合征，很常引起坐骨神經疼痛。保持梨狀肌的靈活性和健康，有助於減少這種不適。

以上這些肌肉群在一起協調工作，使得您的臀部區域能夠在日常活動中提供支持和運動。保持這些肌肉的穩健和靈活性對於身體健康非常重要。所以如果這些肌肉在我們小時候受了傷，卻沒有得到正確的修復就會產生周邊的肌肉代償性的損傷，便會導致日後有後遺症。

第五章

拔罐的
手法與技巧

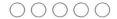

　　拔罐乃運用排去罐內空氣而產生的負壓進行治療，以達到疏通經絡、活血化瘀、清熱消腫、行氣止痛，以及調節身體陰陽平衡的目的。

　　而拔罐需根據不同身體狀況及個案體質，挑選不同器材的拔罐器具，以及各異的操作手法。此章我將詳細解說器具、手法與技巧，說明拔罐的進階知識。

● 拔罐工具的種類與性質

　　工欲善其事，必先利其器。於是認識各種拔罐器具是首務，依罐子質地不同，各有使用及操作上的優缺點，臨床常用的有竹罐、陶罐、玻璃罐和抽氣罐等。

一、竹罐

用直徑 3 至 5 公分堅固無損的竹子，截成每段 6 至 8 公分或 8 至 10 公分長的竹管，一端留節作底，另一端作罐口，用刀刮去青皮及內膜，製成形如腰鼓的圓筒，用砂紙磨光，使罐口光滑平正。

	優點	缺點
	取材容易、便宜易製、輕巧、不易摔碎。	容易燥裂漏氣，吸附力不大。

二、陶罐

用陶土燒製而成，罐的兩端較小，罐身略向外凸出，狀如瓷鼓，底平，口徑大小不一，口徑小者罐身較短，口徑大者罐身略長。

	優點	缺點
	吸力大。	質地較重，容易摔碎損壞。

三、玻璃罐

在陶製罐的基礎上，改用玻璃加工而成，其形狀如球，罐口平滑，分大、中、小三種尺寸。PC 罐未被研製問世前，是臨床應用較普遍的材質。

	優點	缺點
	質地透明，操作時可直接觀察局部皮膚的變化，便於掌握時間。	容易破碎，易造成危害。

四、抽氣罐

過去用青黴素或鏈黴素藥瓶，或其它類似的小藥瓶，將瓶底切去並磨至平整光滑，瓶口的橡膠塞需保留完整，以便抽氣時使用。

現在常見用透明 PC 塑膠製成的抽氣罐，上面加置活塞，便於抽氣，方便控制罐子內壓。

	優點	缺點
	透明材質易於觀察拔罐位置的皮膚變化，以利掌握拔罐程度。	太薄容易導致摔裂，建議購買時可選擇較厚的罐子。

● 創造罐內負壓的方式

當罐內產生負壓後，罐子即會吸附在皮膚表面，而製造罐內負壓的方式，依原理包括熱、燃燒以及手動抽氣等方式。

● 拔罐操作的技巧

臨床應用拔罐技巧時，可根據不同身體狀況及個案體質，選用不同的拔罐法，常見的拔罐技巧分述如下：

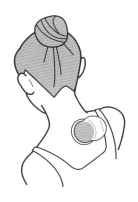

一、單罐

用於組織異常範圍較小或壓痛點，可按異常或壓痛的範圍大小，選用適當口徑的罐，如：胃部不適在中脘穴拔罐、棘上肌肌腱炎在肩髃穴拔罐等，上述四種材質的罐子皆可操作。

二、多罐

用於組織異常範圍較廣泛的狀況，可按組織異常部位的解剖形態等情況，酌量吸拔數個至十數個。

例如：處理某些內臟器官的瘀血時，可按臟器的解剖部位範圍，在相應的體表位置，縱橫並列吸拔數個罐。或當某一肌束勞損時，可按肌束的形狀，成行排列吸拔多個罐，稱為「排罐法」，上述四種材質的罐子皆可操作。

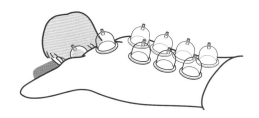

三、留罐

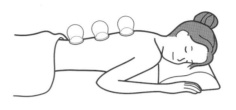

又稱坐罐或定罐，意即將罐子吸附並留置於施術部位1至5分鐘，然後才將罐取下，此法一般身體狀況均可應用，且與單罐、多罐皆可搭配應用，上述四種材質的罐子皆可操作。

若罐大吸拔力強，應適當減少留罐時間，在氣溫較高的季節及肌膚薄處，留罐時間也不宜過長，以免損傷皮膚。

四、走罐

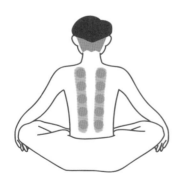

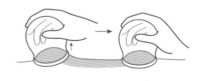

又稱推罐或滑罐，一般用於面積較大、肌肉厚的部位，如腰背部、大腿等，可選用口徑較大的罐，罐口要平滑，建議以玻璃罐、陶罐或較厚的 PC 罐進行操作。

首先，在罐口或預定拔罐部位塗一些凡士林油膏等潤滑劑，將罐吸上後，以手握住罐底稍傾斜，後半邊著力，前半邊略提起，緩慢在需拔罐處往返推動，至所拔部位的皮膚潮紅、充血甚或瘀血時，再將罐取下。

五、閃罐

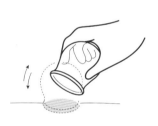

將罐吸住後，立即取下，反覆操作吸拔多次，直至皮膚潮紅為止，PC 罐、玻璃罐、陶罐或竹罐四種材質的罐子皆可操作，大多用於局部皮膚麻木僵硬或機能減退的虛證對象。

六、火罐法

利用燃燒原理排去陶罐或玻璃罐內的空氣，使罐內形成負壓，將罐吸著在皮膚上，藉由不同的燃燒材質，可大致分為下列幾種方法：

（一）投火法

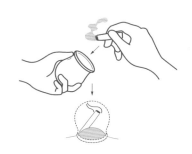

　　將薄紙捲成紙卷，或裁成薄紙條，燃著到 1/3 時，投入罐裡，將火罐迅速叩在選定的位置。

　　投火時，不論使用紙卷和紙條，都必須高出罐口一寸，等到燃燒一寸左右後，紙卷和紙條都能斜立在罐裡一邊，火焰不會燒著皮膚。初學投火法，可在下罐處放一層濕紙或塗點水，讓其吸收熱力，以保護皮膚。

　　應用投火法拔罐時，火焰須旺，動作要快，使罐口向上傾斜，避免火苗掉下燙傷皮膚。

（二）閃火法

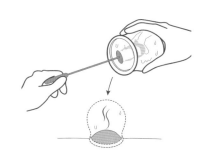

　　用 7 至 8 號粗鐵絲，一頭纏繞石棉繩或線帶，做好酒精捧，將酒精棒稍蘸 95％酒精後點燃，將火焰那頭往罐底一閃後迅速撤出，並馬上將罐子扣在應拔的位置，此時罐內已成負壓即可吸住。

閃火法優點是當扣罐於皮膚上時火焰已離罐，罐內無火可避免燙傷。應用閃火法時，不要蘸太多酒精，以防酒精滴落而燒傷皮膚。

（三）滴酒法

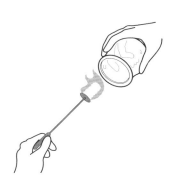

向罐子內壁中部，滴 1 至 2 滴酒精，將罐子轉動一圈，使酒精均勻地附著於罐子的內壁上（不要沾到罐口）後，將罐內酒精點燃，罐口朝下，迅速將罐子叩在選定的部位上。

（四）貼棉法

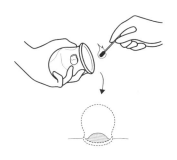

取一塊大約 0.5 平方公分的脫脂棉，薄蘸酒精，緊貼在罐壁中段，將罐內酒精點燃，馬上將罐子扣在選定的位置。用貼棉法時，需防止燃燒的棉花掉落。

（五）架火法

準備一個不易燃燒及傳熱的塊狀物，直徑 2 至 3 公分，放在應拔的位置上，放塊小酒精棉球，將棉球點燃，馬上扣上罐子，可產生較強的吸力。用架火法時，扣罩要準確，避免撞翻點燃的火架。

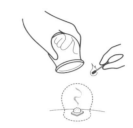

（六）艾灸罐

利用艾灸燃燒排去罐中的空氣，以產生負壓，使罐吸著於皮膚，能形成真空負壓。灸罐有如一個遠紅外線加熱室，加熱室中的遠紅外線使艾草藥性在高溫下，緩慢揮發出來，經由擴張的毛細孔進到體內。

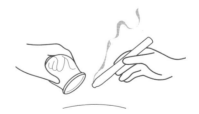

九、抽氣法

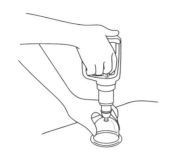

　　利用工具抽去罐內的空氣，產生負壓，使罐吸著於皮膚，造成被拔部位的氣血之集中現象，從而達到治療疾病的目的，可與藥罐搭配操作。

　　抽氣法與火罐及水罐相較，無燙傷風險。抽氣工具包括電動抽氣及手動抽氣兩種，與火罐相較，手動抽氣即可產生大約 2 至 3 倍的負壓。

十、藥罐

　　此法可與不同材質的罐子搭配使用。

　　與竹罐搭配藥材使用，是將選定的藥材裝入布袋並紮緊袋口，放入鍋內煮至適當濃度，竹罐再放入一起煮 15 分鐘，再將吸附藥氣的竹罐扣於欲吸拔的皮膚上。

　　在 PC 抽氣罐的搭配上，在罐內放入 1/3 至 1/2 罐的藥液，可用脫脂棉花吸附，再按抽氣拔罐作法抽去空氣，使罐吸附在皮膚上。

　　火罐法大多採用陶罐或玻璃罐進行，與藥的搭配亦可稱為「藥火法」，是在玻璃罐或陶罐內盛貯 1/3 至 1/2 的藥液，可用脫脂棉花吸附，再用任一種火罐法吸拔於皮膚上。

　　藥材需經由中醫師依照對象身體狀況配製藥材，使藥性透過擴張的毛細孔進入體內，以達到舒緩及協助組織修復的目的，常用於風濕痹痛、各種神經麻痹、牛皮癬、頭痛、感冒、咳嗽、哮喘、消化不良、潰瘍病、慢性胃炎、眩暈、腹痛、腰背痛、痛經，以及一些急慢性疼痛等。此外，丹毒、毒蛇咬傷、瘡瘍初起未潰等外科疾病亦可用藥罐拔罐法。

　　選定藥物大多具有通經活絡、行氣活血、消腫止痛、祛風散寒等作用，如生薑、風濕酒等，而古法常用藥物處方包含麻黃、蘄艾、羌活、獨活、防風、秦艽、木瓜、川椒、生烏頭、曼佗羅花、劉寄奴、乳香、沒藥。

● 起罐方法

　　為避免造成拔罐者皮膚不當的刺激或不必要的疼痛，起罐時務必輕柔緩慢。

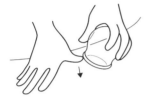

　　若是其他材質的罐，一般先用左手夾住罐，右手拇指或食指在罐口旁邊按壓一下，使空氣進入罐內，即可將罐取下。如若罐吸附過強時，切不可硬行上提或旋轉提拔，以輕緩為宜。若是 PC 抽氣罐，輕拉洩氣閥後再將罐取下。

第六章

拔罐常見
流派與技巧

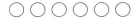

　　拔罐作為一種傳統醫學療法，在中國歷史上有著悠久的傳承，形成了多個專門的門派，至今基本上分為六大派別。

　　第一個最常見的是穴位拔罐派別，是根據各種穴道對應的病症進行拔罐療法。穴位拔罐派別注重對應穴道的選擇，根據不同病症施加拔罐力度和時間，以達到調節身體功能的目的。

　　第二個是經絡拔罐派別，專門依照對應的病症，在人體經絡上進行拔罐治療。經絡拔罐派別強調經絡系統的調理，通過拔罐刺激經絡，促進氣血流通，緩解疼痛和病症。

　　第三個是內傷拔罐派別，主要面向身體或肌肉酸痛問題，根據身體或肌肉酸痛的情況，在酸痛位置附近通過放血療法幫助排除體內的瘀血，以減輕內傷引起的瘀血問題舒緩疼痛並促進康復。

　　第四個是筋膜派別，在關節肌肉筋膜之間的位置進行拔罐，並結合身體四肢的運動和拔罐器的轉動。筋膜

派特別注重通過拔罐和運動結合的管道，改變筋膜的黏連狀態，增強身體柔韌性和關節靈活性來促使體內筋膜改變其黏連狀態。

第五個是能量拔罐派別，運用能量感受需要拔罐的位置，並通過改變內在能量，調整內在能量流動來改善身體健康的方法進行治療。

第六個是專門放血的派別，這個門派認為很多問題都是血液裡面有燥熱或者是有毒素或者是有血瘀，所以把這些不好的血液透過拔罐放血之後拔出來，就能夠讓經絡氣血通順恢復健康。

總體而言，這六個派別各自有不同的特點和治療管道。拔罐作為一項古老而有效的治療方法，通過刺激穴位、經絡或筋膜，促進血液循環，調和氣血，改善身體健康。而這六個拔罐派別雖然有著不同的理論基礎和操作方法，但都以促進身體健康和疾病康復為目標。隨著時間的推移和現代醫學的進步，拔罐療法也逐漸被更多人接受和應用。無論是傳統的穴道和經絡拔罐，還是注重內傷、筋膜或能量調理的派別，都在豐富和發展這一古老療法的同時，為人們提供了多樣化的選擇。對於追求身心健康的人們來說，拔罐療法是一種值得嘗試的自然療法之一。

● 各個門派之特點

一、穴位拔罐派

　　一般中醫最常見到的就是穴位拔罐療法，這一派的療法喜歡在穴道上面拔罐，近年常常有許多奧運選手的身上出現拔罐印記，一看就知道是這一派的療法。這個療法在民國初年較為盛行，到現在也是許多古老中醫師喜歡使用的方法，以前許多老中醫用此方法搭配針灸一起使用，也因此成為現在最廣為流傳的拔罐方法。而這個方法在調整內科疾病和臟腑的疾病非常好用，但如果是調理傷科疼痛科、運動傷害，就不是最好用的手法。

常用穴位拔罐治療疾病

1. 呼吸系統適應症
   急性及慢性支氣管炎、哮喘、肺水腫、肺炎、胸膜炎。
   主穴：大杼、風門、肺俞、膺窗。

2. 消化系統適應症
   急性及慢性胃炎、胃神經痛、消化不良症、胃酸過多症。
   主穴：肝俞、脾俞、胃俞、膈俞、章門。

急性及慢性腸炎。

主穴：脾俞、胃俞、大腸俞、天樞。

3. 循環系統適應症

高血壓。

主穴：肝俞、膽俞、脾俞、腎俞、委中、承山、足三里。

心臟供血不足。

主穴：心俞、膈俞、膏肓、章門。

4. 神經系統適應症

神經性頭痛、枕神經痛。

主穴：大椎、大杼、天柱、至陽。

肋間神經痛。

主穴：章門、期門。

坐骨神經痛。

主穴：秩邊、環跳、委中。

5. 婦科方面的適應症

痛經。

主穴：關元、血海。

閉經。

主穴：關元、腎俞。

月經過多。

主穴：關元、三陰交。

盆腔炎。

主穴：秩邊、腰俞、關元。

拔罐有奇效的穴位

1. 感冒穴——大椎

2. 萬能穴——合谷

3. 長壽穴——足三里

4. 消氣穴——太衝

5. 強胃穴——足三里

6. 腰痛穴——飛揚

7. 疏筋穴——陽陵泉、湧泉

8. 健脾穴、肚脹穴——公孫

9. 補腎穴——太溪

10. 止痛、冠心血管穴——膻中

11. 補血穴——血海

12. 止咳穴——極泉、尺澤

13. 皮膚病穴——曲池

14. 耳鳴穴——少海

15. 頸椎病穴——天窗

16. 膝痛穴——內關

17. 頭暈、嘔吐、腸炎穴——梁丘

18. 打嗝不止、嘔吐穴——湧泉、內關

19. 鼻炎穴——豐隆、手三里

20. 手腳麻木穴——復溜、環跳

21. 糖尿穴——地機

22. 牙痛穴——合谷、肩井

23. 失眠、遺尿遺精穴——然谷、太衝

24. 治痘穴——太衝、曲池

25. 感冒鼻塞、嗓子痛、痔瘡穴——孔最

26. 肚子痛穴——下巨虛

27. 胃腸炎穴——天樞

28. 膀胱炎、前列腺炎、腎炎穴——水道

29. 減肥穴月經不調穴——帶脈

30. 腦供血不足穴——解溪

31. 扭傷穴——大包

32.便秘穴——帶脈

33.過敏性鼻炎穴——迎香

34.腰椎盤突出穴——筋縮

35.慢性咽炎、咳嗽穴——尺澤

36.咳喘穴——中府

37.補氣穴——氣海

38.白內障穴——肩髃

39.乳腺炎穴——天池

40.白髮穴——浮白

41.膽囊炎穴——日月、肝俞

42.暈車穴——外關

43.急性胃痛、急性腸炎穴——曲澤

44.高血脂穴——環跳

45.腰酸穴——風市

46.化痰穴——豐隆

47.慢性肝炎穴——三陰交

48.抽筋、扭筋穴——陽陵泉

49. 蕁麻疹穴——太衝、風池

50. 鼻出血穴——內庭

51. 痛經穴——蠡溝、帶脈

52. 口腔潰瘍穴——行間

53. 瘙癢、調節血液穴——血海

54. 腰背痛穴——委中

55. 肌肉萎縮穴——滑肉門

56. 心臟供血不足穴——神道

57. 痛風穴——復溜、築賓

58. 冠心病穴——雲門

59. 腎結石穴——築賓

60. 落枕、偏頭痛穴——外關

二、經絡拔罐派

　　古時候的中醫師常常強調「寧失其穴，勿失其經」，這句話強調了經絡在中醫理論中的重要性。

　　「穴」指的是人體上的穴位，也就是中醫針灸中使用的特定點位。這些穴位被認為與經絡相連，通過在特

定的穴位上進行刺激，可以調節經絡的流動和內臟的功能。

然而，「經」指的是經絡本身，也就是人體內的能量通道。經絡被認為是氣血運行的通道，它連接著器官、組織和身體的各個部位。經絡的通暢與否對身體的健康非常重要，因為它涉及到氣血的供應和調節。

這句話的表面意思是，寧可失去針灸的穴位，也要保持經絡的通暢。即使無法直接刺激到具體的穴位，只要能夠調節和維持經絡的流動，仍然可以對身體健康產生積極的影響。

這句話的背後意義是，中醫強調經絡的整體調節作用，並非僅侷限於特定的穴位。

保持經絡的通暢，可以促進氣血的流動，調節器官和組織的功能，維護身體的健康。

然而，需要注意的是，我們應當如何診斷、選擇適當的經絡作為治療呢？

中醫師運用拔罐技術治療經絡和內臟疾病的一般過程

1. 辨證斷病：中醫師首先進行辨證斷病，通過詢問病史、觀察症狀、檢查舌脈等，瞭解患者的整體體質狀況、病變特點和病機，以確定疾病歸屬於哪個經

絡或內臟。

2. 檢查舌脈：中醫師會仔細觀察患者的舌象和脈搏。舌象可以提供關於經絡和內臟狀態的信息，如舌苔、舌色等。脈搏的觸診則可以反映氣血運行的狀態。

3. 經絡診斷：中醫師可能會進行特定的經絡診斷，通過觸診或按摩特定的經絡來檢測其狀態和反應。這可以幫助中醫師瞭解經絡的通暢程度和功能。

4. 綜合分析：中醫師會綜合分析患者的辨證結果、舌脈觀察和經絡診斷的結果，以及其他相關的臨床資訊，來確定適當的經絡治療方案。

　　選擇適當的經絡作為治療需要中醫專業知識和臨床經驗。每個人的體質和病情都不同，治療方案應根據個體狀況進行調整。因此，建議尋求訓練有素的中醫師指導和建議，以便進行個體化的診斷和治療。

三、內傷拔罐派

　　當中醫派別談及內傷拔罐時，其原理主要涉及氣滯血瘀的觀念。根據中醫理論，內傷指的是身體內部受到外力撞擊或損傷，而氣滯血瘀則是一種在受傷區域形成的現象。

　　當身體受到外力侵害時，血液和氣流在受傷區域可能會滯留，形成氣滯和血瘀。當受傷的面積比較小的時候，身體自然有辦法把這些垃圾或是毒素代謝出去，但是當身體比較虛弱、代謝能力比較差的時候，就難以進行代謝完整，或是受傷的面積很大時身體的系統無法負荷，也難以進行完全的清理代謝。因此這些氣滯血瘀的堆積可能會阻礙正常的血液循環和氣流運行，造成疼痛和不適感。

　　內傷拔罐的主要目的是通過在受傷區域施加負壓，將皮膚下的氣滯血瘀抽引到表面，以促進其排出體外。通過拔罐，可刺激周圍的血管和淋巴系統，有助於促進血液循環和氣流運行，進而減輕疼痛感和促進康復。

　　實務上在操作的時候，根據我們發生內傷最多的情形，就是胸部跟背部的撞擊受傷或者是長時間的姿勢不良壓抑，所導致的循環差的內傷。尤其是現在人的工作常常坐著一整天或者是埋頭苦幹地打電腦很容易造成內傷的形成。因此拔罐的位置大多數都是在胸腔前方跟背部進行拔罐的治療，其次就是在腰部跟臀部容易受到跌倒撞擊受傷的位置進行拔罐治療。

　　一般在臀部或者是腰部的位置拔罐沒有什麼副作用，也沒有什麼危險性，但是肩膀或背部這些位置拔罐的話疼痛感比較強烈，尤其是摔傷的患者，肩部的酸痛

感會特別的強烈。

所以在這些位置上面拔罐的時候，必須小心謹慎控制拔罐的數量。通常會先用一個測試看看，如果耐痛可以的話再加第二個，然後再慢慢增加。

最困難、最麻煩的是胸部拔罐，這邊的內傷常常會在我們的任脈上段天突穴到膻中穴，以前有一些書是寫禁止在這個位置上面拔罐的。但是臨床的經驗發現在這些位置上面拔罐效果非常地好，而且容易把嚴重的內傷調出來，其次就是在鎖骨的下方拔罐，此位置也非常疼痛，所以拔罐時都要小心，並且防止暈罐的發生。

四、筋膜拔罐派別

筋膜拔罐派別是一種拔罐時，同時進行主動或被動的運動療法，其重點在於針對關節、肌肉和筋膜之間的位置進行操作。這種方法特別著重於改善肌筋膜或骨膜之間的黏著狀態，增強身體的柔韌性和關節的靈活性，並修復由於黏著引起的不平衡情況，從而促進身體內部的正常代謝狀態，最終使得整個肌肉和骨架回復平衡，進而紓解酸痛問題。

在這種療法中，拔罐器會放置在關節、肌肉或筋膜附近，然後結合運動和拔罐器的轉動，通過施加負壓，

將相關位置的氣滯和血瘀抽引到表面，改善體內肌肉筋膜的滲透壓，並且在運動旋轉的時候拉開原來緊繃沾黏的筋膜。這樣的操作有助於刺激周圍的血管和淋巴系統，促進血液循環和氣流運行，同時改善組織之間的沾黏現象。

筋膜拔罐派別特別注重將拔罐和運動結合，這樣可以更有效地改善肌肉和骨架失衡現象的狀態，因為我們身體的筋膜或者骨膜一旦發生沾黏，該側一定是緊繃而沒有彈性，所以身體會傾斜到緊繃的那一側，進而導致身體跟運動力量嚴重的失衡。

通過運動，可以拉伸肌肉和筋膜，並提高關節的靈活性。同時，在拔罐的過程中，被抽引到表面的氣滯和血瘀會逐漸擴散至體表，隨著沾黏的部分逐漸被打開，此時身體肌肉、骨架就會逐漸恢復平衡不再緊繃，身體內部代謝功能也回復正常。

再一次強調，這種方法能使肌筋膜或骨膜之間的黏著狀態得以改善，身體的平衡得以快速恢復，尤其是一些脊椎側彎、左右高低肩膀不平衡的個案都能夠快速的恢復，身體疼痛和不適感也得到快速的紓解。值得注意的是，這種療法的操作者，必須非常瞭解肌肉骨頭的運動角度跟方向，才有辦法正確配合拔罐器的轉動，而且在轉動的過程當中，必須保持著高度的覺察，因為在打

開沾黏的筋膜時，沾黏的位置一定會非常疼痛，如果用力過當反而會造成二次傷害或者是嚴重的疼痛與發炎現象。因此操作的過程要非常小心，避免劇烈的疼痛讓患者受不了，所以在轉動身體與拔罐器的角度跟力量的配合非常的重要，盡量以柔和慢速的方式，再漸漸加強角度與力道。

五、能量拔罐

中醫醫學歷史悠久，對於能量與氣功的修煉確實存在許多傳統的方法。在道家氣功中，有些門派能夠運用氣功的能量來偵測人體疾病根源的位置，再透過拔罐技巧來治療。

疾病的診斷與治療，通常依賴於科學方法和嚴謹的臨床研究。但是如果你遇到疑難雜症或找不到疾病根源的情況，可以用能量掃描的方法。

根據能量掃描的說法，這些門派可運用氣功的能量，通過對人體的觀察或感知，尋找人體內潛在的疾病根源位置。這些能量掃描的方法可能涉及觀察患者的氣場或能量場，認為人體內部的能量流動受到疾病的影響，並試圖從中辨識出病源病根的所在。

　　熟練這些門派的方法後，能夠感知或掌握一種特殊的能量，並憑藉這種能量來偵測患者體內的問題。這種能量被稱為氣，是中醫和道家氣功中的重要概念。

　　能量掃描的方法非常多，最基本的掃描方法就是輕輕的觸碰身體的體表，在表面上做搜尋，因為搜尋的過程中會發現有疾病的位置，在該位置所帶的能量場是不一樣的，就像我們一般的觸診，接觸到肌肉會有軟硬的差別很大，有問題的肌肉會明顯比旁邊沒有問題的肌肉更僵硬，而在能量掃描的時候，就會發覺有問題的患處，周圍會形成高度的電位差，簡單地來解釋就是有問題的位置，它所帶的電離子不一樣，該患處周邊一定都帶有大量的正電電離子。

　　最常見方法是距離我們身體大概 50 公分左右進行掃描，熟練了這樣子的掃描方式之後，就能夠採取更遠的距離做遠距離的掃描來偵測。這種方法就是將自己身上的能量，以拋物線的方式將能量拋到患者身上，形成一個能量弧線，然後進行能量隔空掃描，偵測其反應回來不同能量的感覺，用來察覺有問題的位置，並且根據回饋的感覺來辨別問題疾病是屬於哪一個種類，並且辨別患者身上所受的傷其受傷力線是如何進入身體的方向，找到來源方向然後再反方向的治療回來，這樣就能夠解除這些不當能量或是不當力線在身體產生的不良作

用。

　　近年來越來越多人使用這種方法來搜尋掃描問題的根源，因為很多疾病問題的來源變得很複雜，比如說車禍受傷的同時，常常是經過旋轉或好幾個撞擊所產生的，因此撞擊的點、線、面跟旋轉力線變得很複雜，當問題的力線變得這麼複雜的時候，身體的肌肉筋膜關節、骨骼一定是受到高強度旋轉，而產生扭曲，因此處理患處就會變得更加高難度。

　　還有一種是原本問題單純，但是經過多種錯誤方式治療，讓原來的問題變得非常混亂，更糟糕的是產生很多的二次傷害或其他的後遺症，所以想要抽絲剝繭就變得很困難。越困難的問題，就會更凸顯能量偵測掃描的重要性，因為這些問題都是目前科學跟醫學無法解釋跟檢查的，所以能量掃描檢測經常顯得更神奇、更好用。

　　不過這一點也是讓我最擔心的，因為近年來很多人假借這種方式進行治療，本身卻沒有足夠的能力，進而誤導很多的患者。

六、拔罐放血派

　　早期非常流行拔罐放血，這一派的拔罐方法一直到衛生機關將「放血」定為侵入性療法之後，民間傳統

整復推拿就很少人在用拔罐放血法。事實上，拔罐「放血」是最快速立竿見影有效的治療方式，尤其是內傷、肌肉拉傷、運動傷害等造成的疼痛酸痛。這些傷害都會造成內出血，進而導致血管受傷並造成循環受阻礙而產生各種酸疼，而這種酸痛最好解決的方法，就是用放血拔罐法，但是放血拔罐也只屬於這個疼痛的治標法，並不能治本。然而就是因為「放血」能立刻減輕了疼痛，所以很多人以為它是很好的治本方法，也因此很多民間傳統整推拿師傅拚命放血，造成許多患者被過度的放血，導致局部的肌肉萎縮，皮膚乾燥暗黑，血管萎縮硬化，肌肉硬化纖維化等層出不窮的後遺症。因此我不贊成常常使用放血拔罐療法，除非是非常嚴重的內出血情形，非得用放血拔罐方法，才建議使用它。

　　由於現在放血療法是屬於侵入式治療，必須由醫師執行，因此在這裡特別鄭重告訴民眾，不要自行使用放血療法，必須找合格醫師配合使用。

　　放血療法，又稱「針刺放血療法」，是用針具或刀具刺破或劃破人體特定的穴位和一定的部位，放出少量血液，以治療疾病的一種方法。

　　放血療法可追溯至遠古的石器時代。當時人們在勞動實踐中發現用銳利的石塊——砭石，在患部砭刺放血，可以治療某些疾病。砭刺的工具隨著科學的發展，

產生了金屬針，後又根據醫療實踐的需要，出現專門用來放血治療的放血三菱針。早期我經常使用的梅花針，當時還是用牛角製造，上面有 7 根小小的針，後來的梅花針就改成用鐵器不鏽鋼製造。不鏽鋼梅花針在敲打起來會讓患者感覺很有壓力，不像早期的牛角材質敲起來輕盈，感覺起來較無殺傷力，患者也比較不會有壓力。只是後來出現了愛滋病後，許多人聞血色變，聽到放血都非常害怕，牛角梅花針漸漸走入歷史。

放血療法最早的文獻

提到放血療法，當然不是專指拔罐放血而已，因為放血可以治療很多疾病，放血療法就是只用尖針刺破穴位淺表脈絡，放出少量血液，以外泄內蘊之熱毒，達到治療疾病的一種方法，具有消腫止痛，祛風止癢、開竅泄熱、鎮吐止瀉、通經活絡之功效。

本療法最早的文字記載見於《黃帝內經》，如「刺絡者，刺小絡之血脈也」：「菀陳則除之，出惡血也」。並明確地提出刺絡放血可以治療癲狂、頭痛、暴喑、熱喘、衄血等病證。相傳扁鵲在百會穴放血治癒虢國太子「屍厥」。

放血療法治療疾病比較廣泛，小到感冒發燒、頭痛腦熱取穴大椎，大到急病重症都可以用放血治療，常常

使用放血治療會起到峰迴路轉的功效。咽痛，可以放血
少商和商陽。腰病治療放血取穴自委中。

西方的放血療法

西方也曾經一度流行放血療法，其實現今的一些關
節手術也是等同放血療法。

一個濫用放血療法的例子是美國開國總統華盛頓。
他是一位放血的狂熱者，並且多次為他的傭人施行過放
血療法。相傳 1799 年 12 月 14 日華盛頓生病，發燒之
外還有呼吸困難。他的管家和醫生在一天之內先後分四
次給他放血，總共放掉了大量血液，大約是成人總血量
的一半。當天晚上華盛頓就逝世了。根據後人研究，華
盛頓患的不過是普通的咽喉與氣管的感染，要不是放血
過多，是不至於送命的。

結語

如果能夠善用辨證論治，辨別各種問題的發生，然
後討論各種問題的解決方式，將以上多種方法融會貫
通，並正確交叉使用，那一定能夠達到更完美的治療。

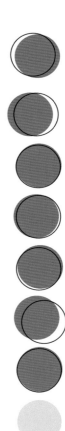

第七章

拔罐的
名人實例

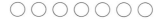

　　拔罐是中醫傳統療法之一，被認為可以促進血液循環、舒緩肌肉緊張，並有助於改善身體健康。

　　拔罐療法的原理是通過在皮膚表面創造負壓，將罐子吸附在特定的穴位或部位上，以促進血液循環和能量流動。這種負壓刺激可以舒緩肌肉和組織的緊張，增加局部血液供應，並提高組織的氧氣和營養供應。拔罐還可以促進淋巴系統的排毒功能，有助於清除體內的毒素和廢物。

　　對於名人或明星來說，身體的健康和形象對他們的工作和生活非常重要。拔罐療法被認為可以改善皮膚狀態、減輕疲勞、緩解壓力和焦慮等問題外，最重要的是可以治療他們的酸痛問題，尤其外國人的酸痛問題特別難治，因為他們缺少中醫的療法，很多的酸痛只能依靠止痛藥跟肌肉鬆弛劑或一些簡單的物理治療，但是這些都只是治標不治本，所以後來有很多知名的奧運選手或運動員運動明星都會選擇拔罐的治療方法來解除他們的酸痛。

此外，拔罐還被一些人認為對於改善身材和塑造身形有幫助，這對於名人和明星來說可能是重要的考慮因素。

曾經接受過拔罐治療的歐美知名人士

1. 麥可‧菲爾普斯（Michael Phelps）
   美國游泳運動員麥可‧菲爾普斯在 2008 年北京奧運會期間被觀察到有拔罐痕跡。他後來解釋說，這是他使用的一種治療方法，有助於放鬆肌肉和恢復。

2. 赫拉爾德‧斯維茨（Gerald Stribling）
   美國退伍軍人和作家赫拉爾德‧斯維茨在他的回憶錄《會讀書的兵》中提到了他在軍隊中接受拔罐治療的經歷。

3. 小賈斯汀（Justin Bieber）
   加拿大歌手小賈斯汀曾在社交媒體上分享了他接受拔罐治療的照片。

   當然，這裡還有其他一些知名人士曾經接受過拔罐治療的例子：

4. 葛妮絲‧派特洛（Gwyneth Paltrow）
   好萊塢女演員兼 Goop 品牌創辦人葛妮絲‧派特洛曾在她的生活品牌中推崇拔罐療法，並分享了她自

己接受拔罐治療的照片。

5. 維多利亞‧貝克漢（Victoria Beckham）
英國時尚設計師維多利亞‧貝克漢也被觀察到有拔罐痕跡，她曾在社交媒體上分享了她接受拔罐治療的照片。

6. 尚恩‧湯普森（ShaunT）
美國健身教練和電視主持人尚恩‧湯普森曾在他的健身計畫中介紹了拔罐療法，他聲稱這可以幫助身體恢復和減輕疼痛。

7. 瑪姬‧葛倫霍（Maggie Gyllenhaal）
美國女演員瑪姬‧葛倫霍在一些場合上被拍到有拔罐痕跡，表明她接受過拔罐治療。

8. 小勞勃‧道尼（Robert Downey Jr）
漫威電影系列中飾演鋼鐵人的演員小勞勃‧道尼也曾被拍到接受拔罐治療。

9. 羅素‧克洛（Russell Crowe）
奧斯卡影帝羅素‧克洛也被觀察到接受拔罐治療。

第八章

拔罐的辨證論治

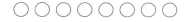

　　正常無傷的組織在吸拔過程中，由於微血管受到罐壓刺激而皮膚表面呈現微紅色，在移除罐後則沒有罐跡，或是罐跡迅速消退，皮膚會立即恢復常色。

　　而受傷組織在拔罐後的 24 小時內，罐印顏色均成青紫色或青黑色；24 至 48 小時，皮膚表面被觸摸時，可能有疼痛感，皮膚的顏色均成青紫色或青黑色。在正常的新陳代謝下，5 至 7 天即可消退。

　　由於每個人身體狀況不同，拔罐對皮膚會產生各種反應，拔罐部位也可能出現不同顏色及不同形態的痧，常見的罐斑有潮紅、紫紅或紫黑色瘀斑，中醫將紫紅色的散點狀或罐斑稱為丹痧，若同時出現身體發熱現象，則表示個案體內有熱毒。

　　此章我將搭配實際圖片，詳細說明各種瘀證，以及個案的身體狀況，讓大家對各種罐跡有更清晰的認識。

● 拔罐後皮膚呈紫色系

一、罐印呈現紫黑而黯

此為血瘀，是血管受傷或肌肉受傷所造成的內出血。

例如：經行不暢、痛經或心臟供血不足等，或是傷患處受寒較重，也會出現紫黑而黯的印跡。此外，患者平日可見面色偏暗、口唇黯淡或紫、患處容易有疼痛、情緒易急躁易怒。

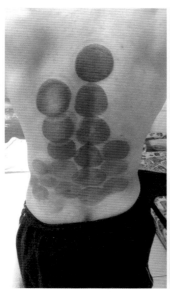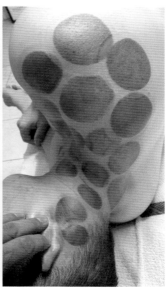

二、罐印發紫伴有斑塊

　　此為寒凝血瘀，是血管受傷或肌肉受傷所造成的內出血，且個案平日常見指端蒼白、四肢發涼、傷患處自覺麻木或繃緊、遇冷後諸症加重，身體溫暖後，症狀緩解或減輕。

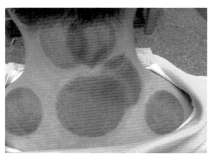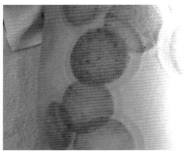

三、罐印呈散紫點，深淺不一

　　此為氣滯血瘀，是血管受傷或肌肉受傷所造成之內出血，如果紫色散點有凸起時，必是該處之微血管破裂之瘀血堵塞形成的狀態，個案平時為容易瘀血體質，常見胸脅脹滿、喜嘆氣、消化不良、易腹脹、心情鬱悶不樂，女性於經期中大多有小腹脹痛及經血血塊的症狀。

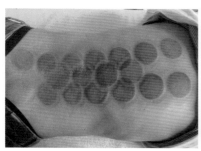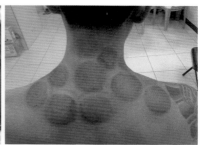

四、罐印淡紫發青，伴有斑塊

　　此為個案身體主虛且有血瘀，如罐印在腎俞穴出現，則可能兼有腎虛的症狀，或是情緒上問題，亦有可能是過往摔倒、車禍等經驗而受到驚嚇卻未有妥善處理。

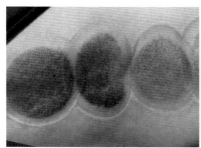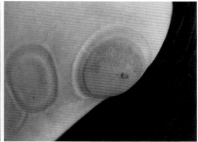

● 拔罐後皮膚呈紅色系

一、罐印鮮紅而豔

　　一般多為陰虛、熱症、實症、熱毒熾盛之證，或者氣陰兩虛及陰虛火旺也可能出現此印跡，或是血管受傷及肌肉受傷初期造成的內出血。

　　陰虛而熱症的個案平日容易口燥咽乾，陰虛且熱實症、熱毒熾盛之個案口渴喜冷飲、有烘熱感、大便乾燥。

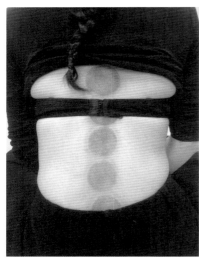
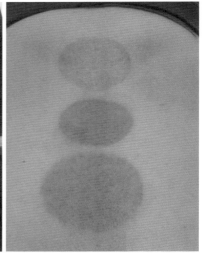

二、罐印呈鮮紅散點

　　通常在大面積走罐後出現，紅點不會突出於皮膚表面，一般而言，身體微熱類似中暑現象，體內略有血瘀，如罐色易消者則尚屬輕微。

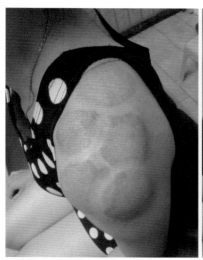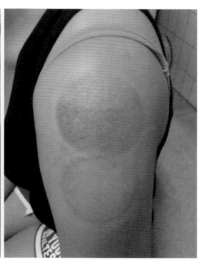

● 拔罐後皮膚呈白色

　　罐印灰白，觸摸該處時溫度較低，一般多為身體虛寒，但若是該處周邊嚴重酸痛時，可能是失血造成，或長期使用各類止痛藥物後，致使血管萎縮及肌肉硬化，而無法在短時間調拔出瘀傷。

　　個案易見面色蒼白、手足冰冷、喜喝熱飲、傷患處自覺麻木或繃緊，遇冷後各種症狀加重，得暖後症狀即緩解。

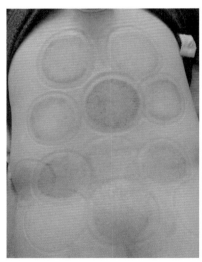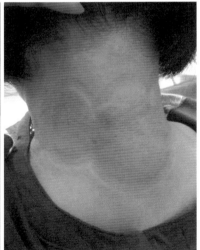

● 其他罐印

一、拔罐印跡超過七日不退

　　表示身體狀況累積已久，且個案氣血循環不佳，或罐印跡範圍大者，這些狀況皆需要更多時間調整，並搭配用藥調理體質。

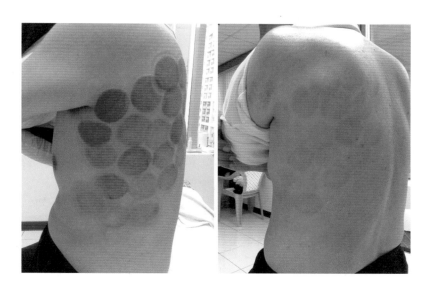

二、驚嚇類別的罐印

　　移除罐前，呈現微紫色，罐子移除後，罐印立即由紫轉青色，且如雲狀散開。

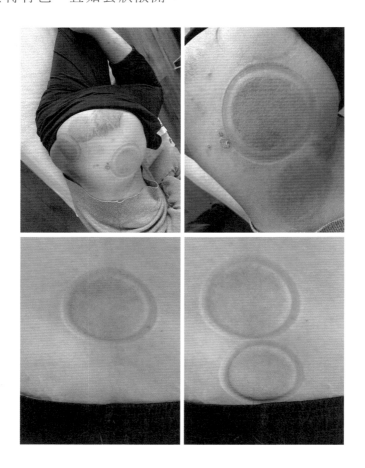

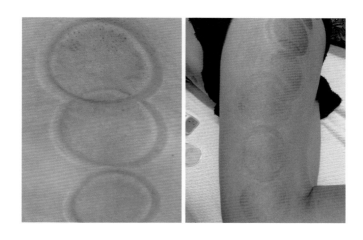

三、寒氣類別的罐印

寒氣是在督脈上面最常看到的問題。

只要是肩頸酸痛的人,都適合在督脈上面拔罐,其主要原因就是因為感冒後遺症,留下來的病毒殘留在體內,最後會殘留在脖子上的風池風府穴周圍,導致脖子肩膀酸痛。必須把裡面的毒素排除,否則這些毒素跟寒氣會朝周邊發展蔓延開來。有一些人比較嚴重,可能會從脖子一直往上延伸到耳朵後面都有毒素堵塞,所以耳朵後面也必須要拔罐。有些人的症狀是沿著我們的督脈向下發展,或者是沿著肩膀向手臂發展。

照片中我們可以看到有寒氣的特徵，就是整個罐印會有比較明顯的凸起，摸起來會比較硬，而中間的毛細孔會非常明顯的出現下凹，這就是表示裡面有很深的寒氣。

除了單純拔罐，也可以配合運動罐法以及滑罐的方法，效果都很好，尤其是很多人都殘留流感病毒，或是新冠病毒後遺症，這些問題一般在搭配正確的拔罐之後，病毒毒素或其他殘留毒素就容易擴散出來，這個時候就更容易根據顏色形狀、觸感來判斷，讓醫師能夠精準地辨證論治之後易於開藥方，整體治療效果會如虎添翼。

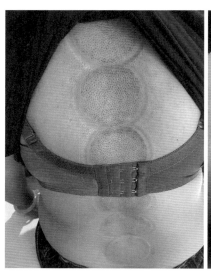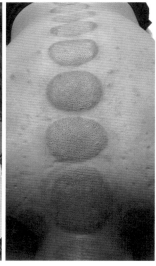

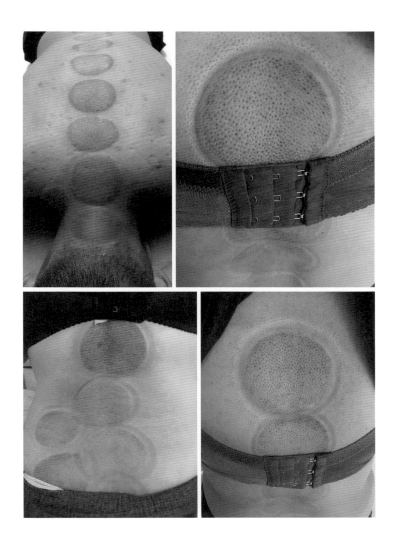

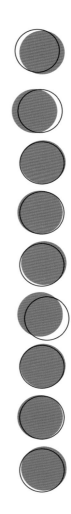

第九章

拔罐
罐印實例

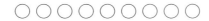

一、頭部

　　個案因為長期頭痛前來問診，後來請他把頭髮理短，發現頭蓋骨有輕微萎縮，我們可以從頭皮上的皺折看出頭蓋骨變小了，所以整個皮膚出現很多的皺摺，這樣當然會影響到頭部氣血的循環，才導致經常性頭痛，幫他拔罐之後亦發現他有嚴重的氣滯堵塞。

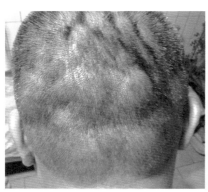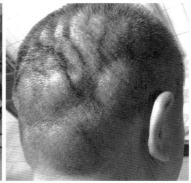

二、手腕脫臼

　　這一位是因為在廚房滑倒導致手腕脫臼，醫生又沒有幫她接好，因此經常疼痛、酸痛。兩個月之後，整個手腕都是腫脹的。幫她拔罐調理後，疏通氣血，整個手臂的罐印都是腫硬的，一直到肩膀全都是相當嚴重的氣血堵塞，拔完罐之後，整個手臂開始輕鬆起來，關節也開始放鬆，這時進行調整就很容易讓手腕復位，再幫她固定住，大約兩、三天之後就完全穩固了。

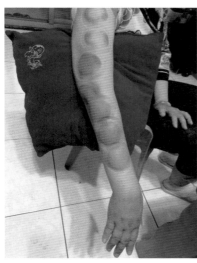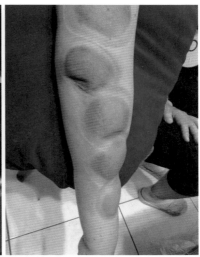

三、亂拔

屁股拔罐這一位，是因為被其他的師傅進行不當的拔罐治療，由於停留時間太長，出了很多的水泡，又沒有正確的護理，導致水泡破掉後皮膚潰爛所形成的疤痕。

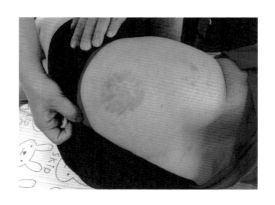

四、內衣症候群

白色內衣這一位是嚴重的內衣症候群，因為平時所穿的內衣太過緊繃、壓迫，導致周邊的肌肉長時間受到擠壓壓迫而形成的內傷。最後導致他的肩關節經常的酸痛，既不易舉高也不易穿脫內衣。

另外這一位紅色內衣患者也是同樣的狀況，發生的位置最常見的是在肩膀上方的肌肉，其次就是肩膀下面

的肌肉，以及腋下。

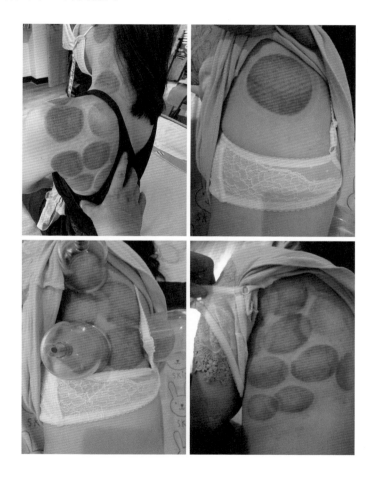

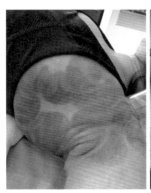
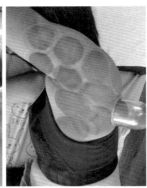

五、肩頸痠痛

　　照片中這一位外國人是一位以色列人，長年的肩頸痠痛，一開始只是在他的肩膀脖子附近拔罐，後來又發現他有輕微的漏斗胸跟胸悶的情況，便在他的胸部胸骨柄拔罐，調理胸口的內傷。

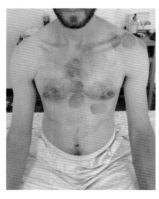
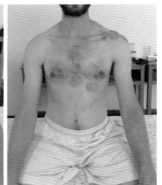

六、男生也會得乳癌

　　這是一個男生得到乳癌的個案，因為是乳癌，左邊的乳房整個被切除，之後經常胸悶、胸痛，連呼吸都困難，導致整個人一年瘦了十幾公斤。後來在他整個胸部附近做拔罐，呼吸的問題當場就改善了。他說可以吸到空氣的感覺真好。

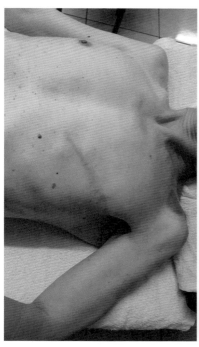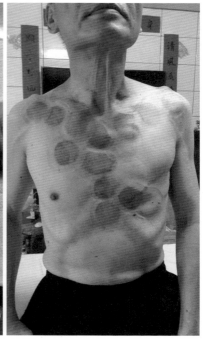

七、嚴重的內衣症候群

一位是右肩肩關節有很嚴重的內衣症候群，可以從右肩上方的斜方肌、棘上肌看到嚴重的萎縮，導致整個肩關節非常疼痛，而且瘀傷嚴重，第二次拔罐的時候發現鎖骨處也很嚴重，鎖骨這裡能夠看見非常嚴重的氣滯血瘀，整個鎖骨都是又腫又硬的硬塊，腋下也有嚴重的血豆。

另外一位可以很清楚看見她的左邊肩關節有很嚴重的瘀血，尤其是在她的鎖骨那裡有相當嚴重的硬塊氣滯。

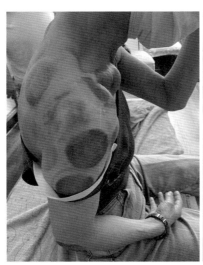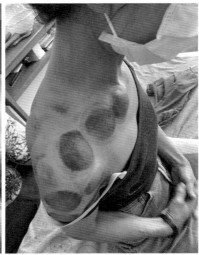

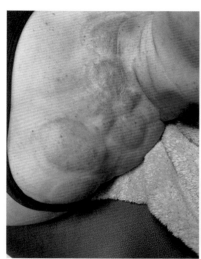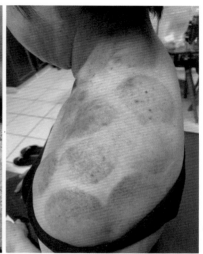

八、開刀

　　開刀之後一定會有很多的酸痛問題或是其他的副作用跟後遺症，主要是因為開刀前周邊就已經有些傷害，或氣滯血瘀，而開刀後可能又會造成新的傷害，留在身體內部。因此拔除裡面的氣滯血瘀，或者是排除體內的毒素，都可以快速讓身體恢復正常的狀態。

　　照片中這些都是有開刀的痕跡，最嚴重的是整條手臂切除，還有一位剛開刀完一個月，手肘上面還貼美容膠的個案，拔罐後可以看到裡面有非常嚴重的氣滯血瘀。

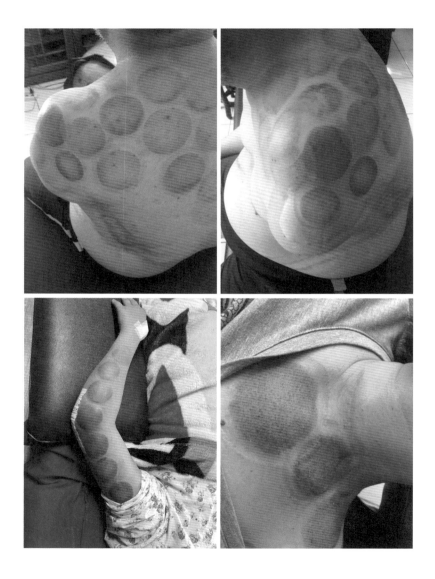

九、肩關節脫位

　　這是一位剛剛摔倒幾個小時的個案，因為到醫院拍X光確定是肩關節脫臼，醫師建議開刀手術，但因為個案是必須長期使用右手工作的人，不敢馬上開刀，先尋求傳統整復手法。

　　通常在摔倒的時候，肩關節因為用力撞擊地面，容易導致肩膀關節脫位，這個時候除了關節脫位以外，周邊的肌肉一定會造成嚴重的拉扯而受傷，甚至斷裂。

　　因此我們運用傳統整復推拿手法治療後，再將它固定住，且最重要的是，一定要在周邊的肌肉拉扯受傷的位置做拔罐，以排除裡面的內傷瘀血，這樣子關節的修復才會快速完成，否則血管堵住造成養分無法正常送到關節腔內部的話，即使將來關節固定好了，還是會留下許多後遺症。

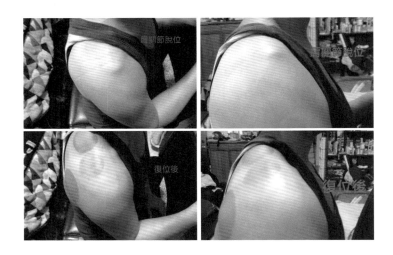

十、心臟病的拔罐

這兩位是有不同類型的心臟問題個案。

第一位有經過多年的西藥治療，前面幾張是剛剛拔罐出來的照片，我們可以看到罐印的顏色是鮮紅而發黑，他的任督兩脈、鎖骨肩關節都有非常嚴重的氣滯血瘀。

後面幾張是經過一個星期之後的照片，可以看出來嚴重的血瘀慢慢地散開了，有明顯的顏色差異，可以看到嚴重的地方，雖然經過一個星期之後，還是非常地黑，血瘀比較輕微的地方，很明顯顏色變淡。

　　第二位是有比較輕微心臟病問題，所以只集中在肩膀胸部上鎖骨位置，還有背部。

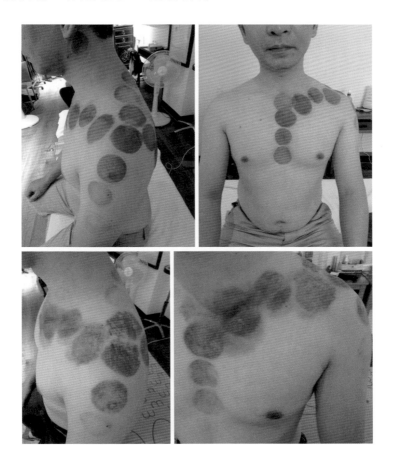

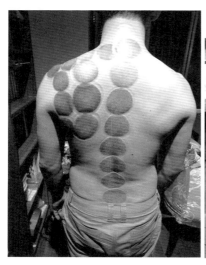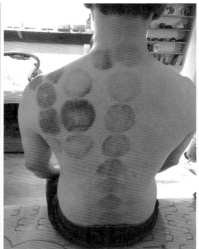

十一、臉部

　　照片中幾位在臉部拔罐，其一半原因都是以前的撞傷，或感冒病毒的傷害，所導致的顏面疼痛。

　　還有一個比較特殊的個案，是長年在中國工作的臺商，後來因為嚴重的頭痛無法工作而回臺灣休息治療，但各大醫院開立的各種止痛藥都無法緩解他的疼痛，才來尋求我的幫助。追查他頭痛的原因，竟然是當年讀高中時，坐公車時喜歡開窗戶吹風，長時間下來導致頭痛的頭風，經過多次的調理拔罐，排除裡面的風邪之後，不但不用再吃止痛藥，也已經回中國上班了。

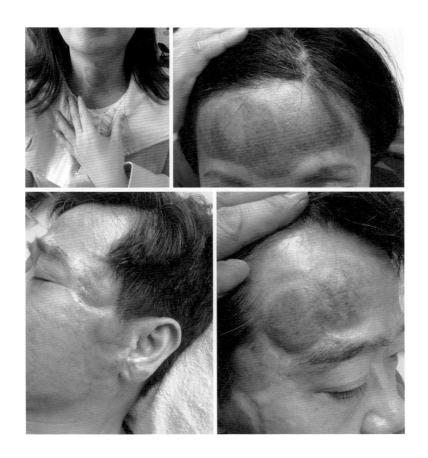

十二、特別竹罐

　　照片中這一位用竹罐拔罐，這是傳統的竹罐火罐拔罐法，一般會先在背部來回幾次的滑罐之後，最後在腰部定罐，這是去除濕氣風邪傷害的一個好方法。

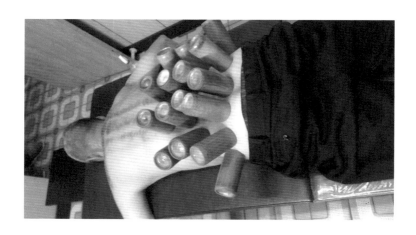

十三、內傷派

　　常見有人胸口悶痛，無法深呼吸，或者是胸痛徹背，這些問題大部分都是因為胸部內傷造成的，一般來說剛剛造成的時候大部分都只是輕微的內傷，但是內傷一旦累積久了之後，就容易造成心肺功能的受損，很容易演變成其他更嚴重的疾病，因此在輕微的胸悶、胸口疼痛的時候，就一定要趕快進行檢查然後拔罐。

　　當然在拔罐的時候必須檢查一下，究竟內傷是在什麼位置，只有找出正確的位置，才能夠做有效的拔罐。

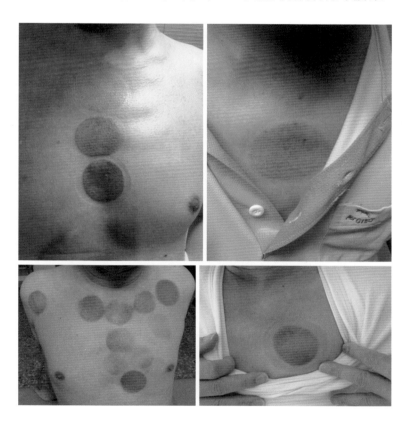

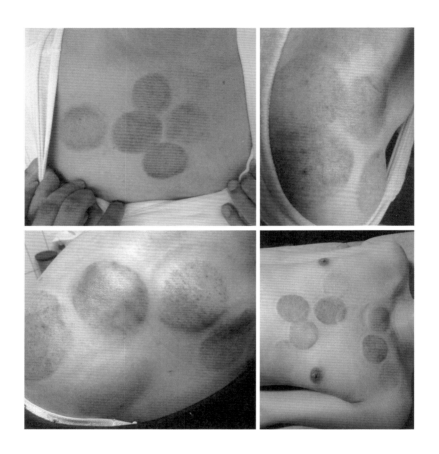

十四、打針症候群

　　這裡提供兩個個案，都是因為小時候打針打在屁股上，長大之後留下來的後遺症。前面兩張是拔罐前的檢查，需找出肌肉萎縮點，後面兩張是拔罐後的照片。

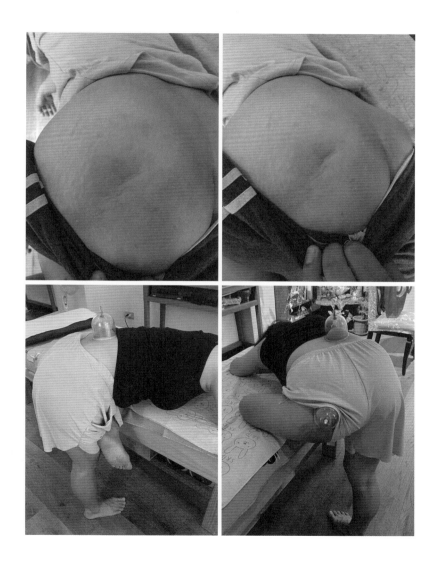

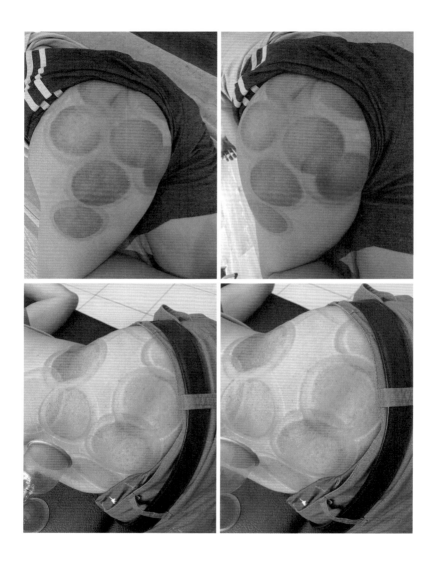

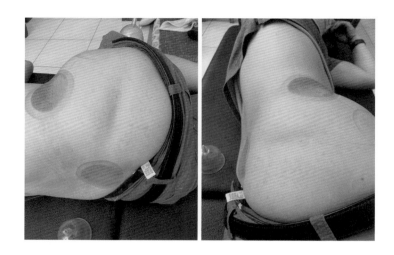

十五、高爾夫球膝蓋

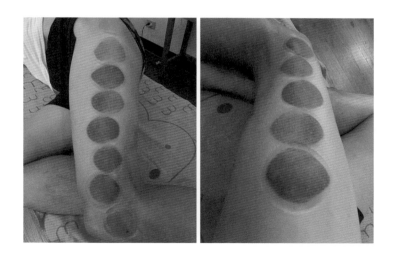

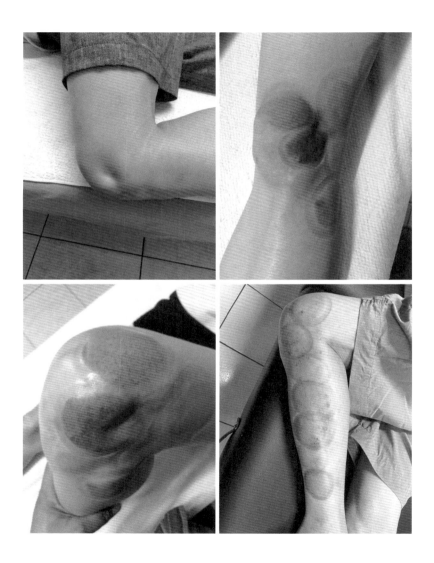

十六、經絡派

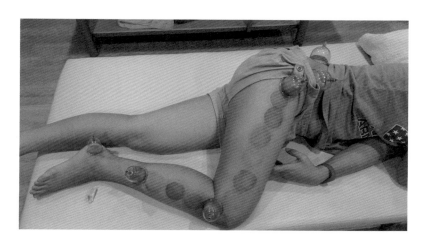

十七、筋膜派

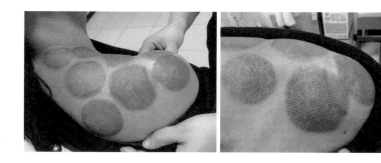

國家圖書館出版品預行編目 (CIP) 資料

神奇拔罐術 : 精準有效舒緩酸痛 /
楊清顯 , 唐惠君作 . -- 初版 . –
新北市 : 耕己行銷有限公司 , 民 112.11
面 ；　公分
ISBN 978-626-96182-2-4(平裝)

1.CST: 拔罐

413.916　　　　　　　　　112011615

神奇拔罐術 : 精準有效舒緩酸痛

作　　　者／楊清顯；唐惠君
出版企劃／鄧心彤
執行編輯／曾鈺淳
美術設計／邱子珉
插　　畫／邱子珉
校　　對／許晶翎

發 行 人／鄭豐耀
總 編 輯／鄧心彤
出 版 者／耕己行銷有限公司
法律顧問／誠驊法律事務所　馮如華律師

印　　刷／晨暄有限公司
2023 年 11 月 01 日　初版一刷
定價 350 元